Priyadarshan Jategaonkar

Cirurgia laparoscópica multiportas de 3 incisões:

Priyadarshan Jategaonkar

Cirurgia laparoscópica multiportas de 3 incisões:

Estudo de uma Técnica Inovadora para Colecistectomia e Apendicectomia

ScienciaScripts

Imprint

Cover image: www.ingimage.com

This book is a translation from the original published under ISBN 978-620-2-30145-9.

Publisher:
Sciencia Scripts
is a trademark of
Dodo Books Indian Ocean Ltd. and OmniScriptum S.R.L publishing group

120 High Road, East Finchley, London, N2 9ED, United Kingdom
Str. Armeneasca 28/1, office 1, Chisinau MD-2012, Republic of Moldova, Europe
Managing Directors: Ieva Konstantinova, Victoria Ursu
info@omniscriptum.com

Printed at: see last page
ISBN: 978-620-8-50825-8

Índice

CAPÍTULO 1. INTRODUÇÃO

Introdução:

A doença do cálculo biliar e a apendicite são duas doenças muito comuns abordadas pelos cirurgiões gerais/gastro-intestinais em todo o mundo. E a colecistectomia laparoscópica convencional com múltiplos orifícios (CMLC) é o padrão de ouro para tratar as doenças benignas da vesícula biliar; geralmente requer 4 (por vezes até 5 ou mais) orifícios espalhados pelos diferentes quadrantes do abdómen. A dor é reduzida, a recuperação dos doentes é mais rápida e o resultado cosmético é melhor. Além disso, na última década, os cirurgiões procuraram minimizar ainda mais o trauma do acesso, diminuindo o número de portas para realizar a colecistectomia minimamente invasiva.[1(,)-2] Do mesmo modo, a apendicectomia laparoscópica com 3 portas é o procedimento recomendado para o tratamento da apendicite aguda e recorrente.[3]

Um avanço recente - a cirurgia endoscópica trans-luminal de orifício natural (NOTES) - tem a capacidade de anular o trauma do acesso *in-toto*. No entanto, atualmente, o seu potencial "mais procurado" para conseguir um abdómen completamente sem cicatrizes parece ter caído em desuso devido à sua complexidade ergonómica, que leva a uma curva de aprendizagem prolongada, à acessibilidade limitada e à segurança questionável devido às questões relacionadas com o encerramento da brecha mucosa da víscera de acesso.

Logicamente, a cirurgia laparoscópica trans-umbilical - por outras palavras - a cirurgia laparoscópica de incisão única (SILS), com o seu potencial para produzir resultados semelhantes e resultados cosméticos, foi muito bem recebida pelos doentes e pelos cirurgiões. Embora a colecistectomia continue a ser o procedimento mais estudado utilizando a técnica SILS, o repertório das operações passíveis de serem realizadas com a SILS está a expandir-se. Os artigos publicados recentemente descrevem as abordagens SILS para o reparo de hérnia inguinal totalmente extraperitoneal,[4] apendicectomia,[5] miotomia de Heller,[6] adrenalectomia,[7] hemicolectomia direita,[8] sigmoidectomia,[9] bandagem gástrica,[10] gastrectomia em manga[11] e esplenectomia.[12] As vantagens da SILS sobre a prática laparoscópica atual baseiam-se no número reduzido de incisões necessárias. Parece provável que a SILS siga agora o caminho que a cirurgia laparoscópica tomou há 20 anos, com o ceticismo inicial seguido de uma rápida aceitação e desenvolvimento. Poderá vir a substituir os procedimentos laparoscópicos, como a colecistectomia, como a norma de ouro nos próximos anos, à medida que a base de provas for sendo construída.

No entanto, esta cirurgia de terceira geração tem certas limitações que podem ter sido responsáveis pela falta de uma rápida adoção. Em primeiro lugar, parece haver uma falta de uniformidade na instrumentação e na técnica, para além da escassez de dados convincentes. Em segundo lugar, o método utilizado para o acesso peritoneal é uma incisão umbilical maior, seguida da elevação do retalho umbilical para acomodar o porto. Este passo pode levar à formação de seromas, aumentar a dor pós-operatória e produzir resultados cosméticos inferiores. Em terceiro lugar, obriga à utilização de portas especializadas dispendiosas e de instrumentos laparoscópicos reticulados (que são caros e não reutilizáveis) que podem estar disponíveis apenas em centros selecionados. Por último, um cirurgião laparoscópico comum pode não estar familiarizado com estes equipamentos e com a ergonomia, pelo que pode ter relativa dificuldade em aprender e reproduzir a SILS.

Assim, numa tentativa de resolver estes problemas, apresentamos uma técnica útil de colecistectomia e apendicectomia trans-umbilical laparoscópica, em que 3 mini-incisões foram colocadas diretamente na cavidade umbilical (sem levantar o retalho umbilical) e toda a dissecção foi realizada com os instrumentos laparoscópicos de rotina. Apresentamos os resultados de 125 pacientes que foram submetidos a esta cirurgia (60 colecistectomias e 65 apendicectomias) no nosso instituto. A colecistectomia laparoscópica trans-umbilical (TULC) foi denominada de colecistectomia laparoscópica trans-umbilical (TULA) e a apendicectomia laparoscópica trans-umbilical (TULA). Consideramos que esta técnica tem potencial para se tornar uma opção útil da cirurgia laparoscópica trans-umbilical, especialmente nos países em desenvolvimento com recursos limitados.

CAPÍTULO 2. FINALIDADES E OBJECTIVOS

Finalidades e objectivos:

Os objectivos deste estudo prospetivo foram os seguintes:

1. Avaliar a exequibilidade e a eficácia de uma técnica útil - a cirurgia laparoscópica transumbilical de 3-mini-incisões - aplicada à colecistectomia e à apendicectomia, utilizando os instrumentos laparoscópicos de rotina.

2. Estudar as medidas de resultados primários, ou seja, as complicações pós-operatórias e a pontuação da dor pós-operatória nos dias 0, 1, 7 e 30, utilizando a escala visual analógica (EVA).

3. Estudar as medidas de resultados secundários, ou seja, o tempo de operação, o resultado cosmético e a duração do internamento hospitalar.

CAPÍTULO 3. MATERIAIS E MÉTODOS

Materiais e Métodos:

Este é um estudo prospetivo de 125 pacientes que foram submetidos a cirurgia pela técnica descrita de março de 2011 a dezembro de 2012 no Jagjivan Ram Western Railway Hospital, Mumbai. Dos 125, 60 foram submetidos a colecistectomia e 65 a apendicectomia. O estudo foi iniciado após a devida aprovação do comité de ética do hospital.

Caraterísticas dos doentes da amostra TULC:

Em relação à amostra de colecistectomizados (n=60), 20 eram do sexo masculino e 40 do sexo feminino [Figura 1 e Tabela 2]. Doze deles apresentavam co-morbidades médicas (6 hipertensos e outros 6 diabéticos) [Tabela 3& 4]. Vinte e cinco doentes tinham colelitíase sintomática e 35 tinham colecistite crónica [Tabela 5]. A idade média do sexo masculino foi de 36,04 anos (variação de 29-57) e a do sexo feminino foi de 38,33 anos (variação de 20-68) [Figura 3]. A média do índice de massa corporal (IMC) para o sexo masculino foi de 23,84 kg/m^2 (variação de 20,2-29,1) e para o sexo feminino foi de 23,82 kg/m^2 (variação de 19-29,1). Oito pacientes apresentavam cicatriz umbilical prévia de laqueadura tubária laparoscópica. A técnica de criação do pneumoperitoneu diferiu ligeiramente nestes doentes.

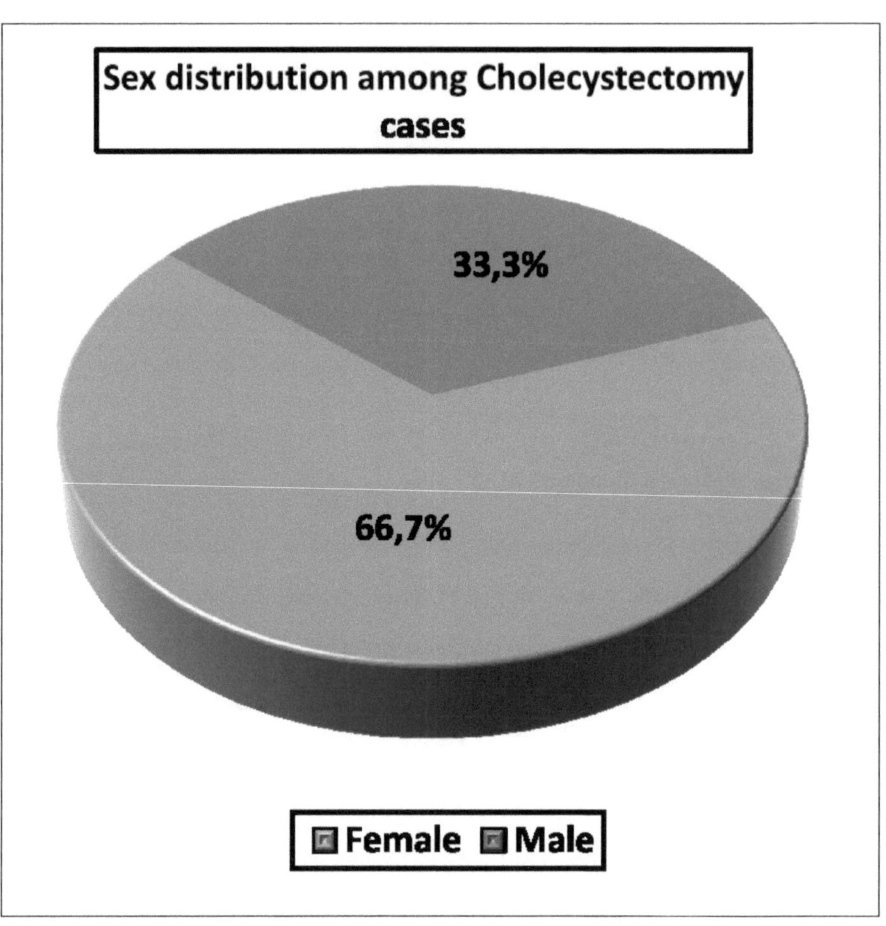

Figura 1: Distribuição por sexo dos casos de colecistectomia (TULC)

Tabela 2: Distribuição dos casos de colecistectomia por sexo

Sexo	Frequência	Percentagem
Feminino	40	66.7%
Masculino	20	33.3%
Total	60	100.0%

Tabela 3: Distribuição dos casos de colecistectomia por comorbilidade médica

Comorbilidade médica	Frequência	Percentagem
Sim	12	20.0%
Não	48	80.0%
Total	60	100.0%

Tabela 4: Distribuição dos casos de colecistectomia por comorbilidade médica

Comorbilidade médica	Frequência	Percentagem
DM	6	10.0%
HTN	6	10.0%
NIL	48	80.0%
Total	60	100.0%

Tabela 5: Distribuição dos casos de colecistectomia por diagnóstico

Diagnóstico	Frequência	Percentagem
Colecistite crónica	35	58.3%
Cólica biliar	25	41.7%
Total	60	100.0%

Tendo em conta a nossa fase de aprendizagem, selecionámos doentes sem complicações para ambas as amostras. Assim, os critérios de inclusão/exclusão para a amostra TULC foram os seguintes

Critérios de inclusão (colecistectomia):

- Cólica biliar sem complicações
- Colecistite crónica de cálculo sem complicações

Critérios de exclusão (colecistectomia):

- Colecistite aguda, mucocele / empiema da vesícula biliar
- Síndrome de Mirizzi
- Pancreatite biliar
- Suspeita de fístula colecisto-entérica
- Coledocolitíase
- Suspeita de carcinoma da vesícula biliar
- Cicatriz abdominal anterior (exceto laqueação tubária laparoscópica)
- Pacientes com obesidade mórbida
- Pacientes não aptos para laparoscopia

Os resultados foram recolhidos pessoalmente e introduzidos periodicamente num formulário previamente concebido para o estudo . A estrutura básica do formulário era a seguinte.

Proforma (colecistectomia)

Número interno	Data
Nome	Idade
Sexo	Endereço
Contacto n.	História
IMC (kg/m^2)	Exame
CBC	Co-morbilidades médicas
WBC	LFT (T.Bil/D.Bil/SGOT/SGPT/Fosfato alcalino)
USG (Abdómen)	Assistente de câmara: HS/Reg
Achados intra-operatórios	Perfuração da vesícula biliar: S/N
Hemorragia da artéria cística: S/N	Lesão das vias biliares: S/N
Lesão do oco-visco: S/N	Conversão para CMLC: S/N
Conversão para colecistectomia aberta: S/N	Motivo da conversão
Retração do fundo do útero	Perda de sangue (ml)
EVA dia 0	Tempo operatório (min)
EVA dia 1	Ambulação (hr)
EVA dia 7	Tempo médio até à obtenção de sólidos (hr)
EVA dia 30	Seroma umbilical
Sépsis umbilical	Tempo médio de regresso à atividade normal (dias)
Média de permanência hospitalar (dias)	Tempo médio de trabalho (dias)
Acompanhamento (meses)	Hérnia incisional umbilical:S/N

Na amostra de apendicectomia, 45 eram do sexo masculino e 20 do sexo feminino [Figura 2 e Tabela 6]. Oito pacientes tinham co-morbidades médicas: 4 tinham hipertensão essencial e outros 4 tinham diabetes mellitus. A idade média dos homens foi de 35,68 anos (variação, 13-57) e a das mulheres de 34,95 anos (variação, 15-56) [Figura 3]. Quarenta e um doentes tinham apendicite aguda e 24 tinham apendicite recorrente tratada de forma conservadora no passado [Tabela 7]. O IMC médio para os homens foi de 23,83 kg/m^2 (variação, 18-28,3) e o das mulheres foi de 23,81 kg/m^2 (variação, 22,229,1) [Tabela 8 & 9]. Dez pacientes tinham cicatriz umbilical prévia de ligadura tubária laparoscópica.

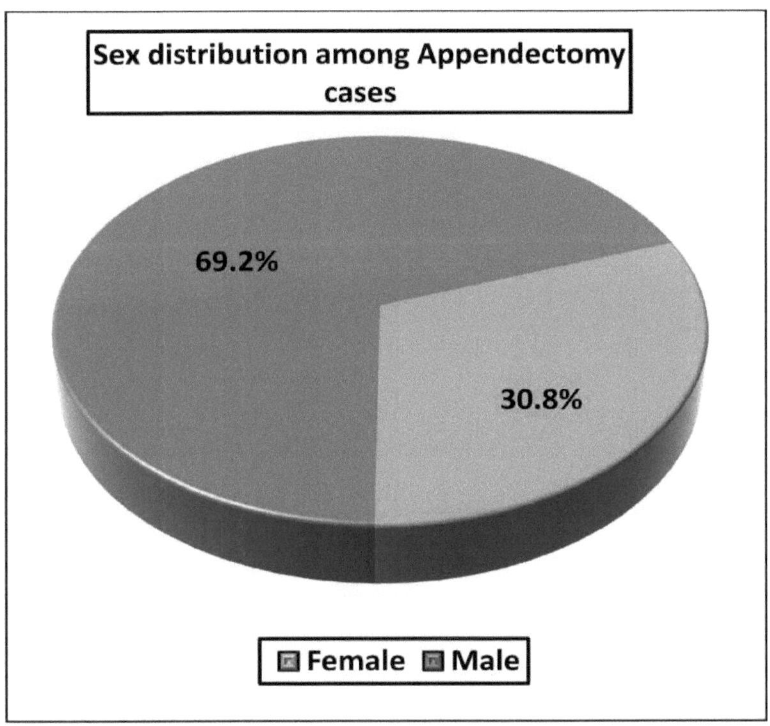

Figure 2: Sex distribution for the Appendectomy (TULA) cases.

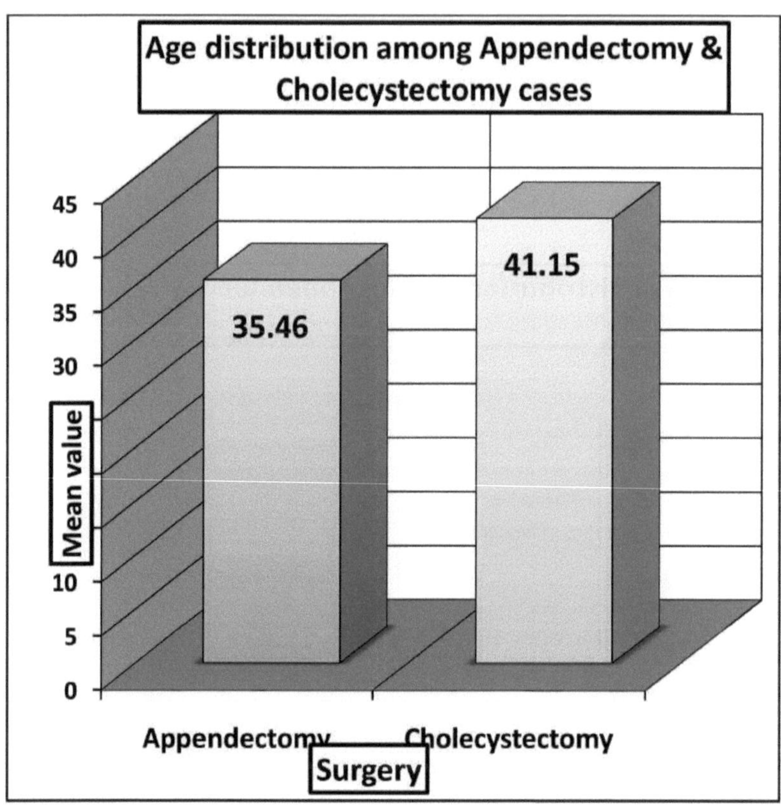

Figura 3: Distribuição etária nos casos de colecistectomia (TULC) e apendicectomia (TULA)

Quadro 6 : Distribuição dos casos de apendicectomia por sexo

Sexo	Frequência	Percentagem
Feminino	20	30.8%
Masculino	45	69.2%
Total	65	100.0%

Tabela 7: Distribuição dos casos de apendicectomia por: Diagnóstico

Diagnóstico	Frequência	Percentagem
Aguda	41	63.1%
Recorrente	24	36.9%
Total	65	100.0%

Tabela 8 : Distribuição dos casos de apendicectomia por comorbilidade médica

Comorbilidade médica	Frequência	Percentagem
Sim	8	12.3%
Não	57	87.7%

Total	65	100.0%

Tabela 9 : Distribuição dos casos de apendicectomia por comorbilidade médica

Comorbilidade médica	Frequência	Percentagem
DM	4	6.2%
HTN	4	6.2%
NIL	57	87.7%
Total	65	100.0%

Os critérios de inclusão/exclusão da amostra TULA foram os seguintes

Critérios de inclusão (Apendicectomia):

> Apendicite recorrente

> Apendicite aguda

Critérios de exclusão (apendicectomia):

> Nódulo apendicular

> Apendicite perfurada

> Apendicite gangrenosa

> Pacientes com obesidade mórbida

> Cicatriz abdominal anterior (exceto ligadura tubária laparoscópica)

> Pacientes não aptos para laparoscopia

Os resultados recolhidos de acordo com o formulário previamente concebido para o TULA são os seguintes

Proforma (Apendicectomia)

Número interno	Data
Nome	Idade
Sexo	Endereço
Contacto n.	História
IMC (kg/m^2)	Exame
CBC	Co-morbilidades médicas
WBC	Assistente de câmara: HS/Reg
USG (Abdómen+Pelve) - comprimento/diâmetro/posição do apêndice	Achados intra-operatórios
Conversão para CMLA: S/N	Motivo da conversão

Conversão para apendicectomia aberta: S/N	Perda de sangue (ml)
Lesão do oco-visco: S/N	Tempo operatório (min)
EVA dia 0	Tempo médio até à obtenção de sólidos (hr)
EVA dia 1	Seroma umbilical
EVA dia 7	Tempo médio de regresso à atividade normal (dias)
EVA dia 30	Tempo médio de trabalho (dias)
Ambulação (hr)	Hérnia incisional umbilical
Sépsis umbilical	Média de permanência hospitalar (dias)
Acompanhamento (meses)	

Foram utilizados laparoscópios rígidos convencionais e instrumentos em todos os casos. Para evitar preconceitos, todas as cirurgias foram efectuadas pelo mesmo cirurgião. O registo das pessoas que ajudaram o cirurgião foi mantido caso a caso.

Nesta técnica, uma única incisão umbilical grande (como na SILS) foi adiada. Em vez disso, foram utilizadas três pequenas incisões estrategicamente colocadas *no interior* (para o umbigo largo, definido como tendo um diâmetro >/= 2,5 cm) ou *no exterior* (para o umbigo estreito, definido como tendo um diâmetro <2,5 cm) da cavidade umbilical para acomodar uma porta de câmara de 10 mm e duas portas de trabalho de 5 mm para toda a dissecção em qualquer dos casos. A colocação destas incisões estava sujeita à indicação da cirurgia. No TULC, sempre que nos deparávamos com uma vesícula biliar com o fundo "floppy" / grande vesícula biliar distendida / grande fígado sobreposto à árvore biliar extra-hepática, a agulha padrão de fecho de porta era inserida no hipocôndrio direito para a retração da vesícula biliar, de modo a garantir uma dissecção segura.

No pré-operatório, avaliámos todos estes doentes através de exames bioquímicos (hemograma completo, testes de função hepática e renal) e radiológicos (ecografia abdominal). A decisão de realizar uma tomografia computorizada abdominal com contraste ou uma colangiografia por ressonância magnética para estudar o sistema biliar em pormenor foi tomada caso a caso. Foi efectuado um controlo pré-anestésico para verificar a sua aptidão para suportar a anestesia geral. Não realizamos de forma rotineira a colangiografia per-operatória .

Os instrumentos laparoscópicos de rotina foram utilizados em todos os pacientes deste estudo. Para a amostra TULC, utilizámos um trocarte de 10 mm (para o laparoscópio de 30° 10 mm) e dois trocartes valvulados de 5 mm (para os instrumentos de trabalho da mão direita e da mão esquerda) uniformemente para todos. Foi utilizada a eletrocirurgia monopolar para a coagulação. O bisturi Harmonic Scalpel™ (Ethicon Endosurgery, Cincinnati, OH, EUA) foi utilizado seletivamente. Todos os doentes foram operados pelo mesmo cirurgião. Foram organizadas sessões de discussão individuais entre cada doente e o cirurgião para conversar sobre os pormenores técnicos do procedimento. As potenciais vantagens e desvantagens/complicações no contexto de uma técnica já estabelecida da CMLC foram claramente explicadas a todos. Por conseguinte, foi obtido um consentimento escrito de todos.

A escala de classificação de cicatrizes (Grau I - Emocionado, Grau II - Feliz, Grau III - Incomodado e Grau IV - Infeliz) foi desenvolvida de acordo com o sentimento subjetivo narrado pelos doentes sobre as cicatrizes que receberam. Considerámos que este era o método mais prático para avaliar os resultados das cicatrizes. Embora este sistema não dispusesse de um questionário pormenorizado (e, por conseguinte, de uma avaliação objetiva pormenorizada) sobre os resultados cosméticos, avaliava os resultados cosméticos numa escala bruta.

O tempo operatório foi calculado a partir da inserção da agulha de Veress até o fechamento cutâneo da última porta. A dor pós-operatória foi avaliada de acordo com a Escala Visual Analógica (0-10) nos dias 0, 1, 7 e 30 da cirurgia. A duração e a quantidade de analgésico utilizado foram anotadas em cada caso. Foi efectuada uma análise subjectiva da escala de classificação das cicatrizes para avaliar a resposta dos doentes às cicatrizes operatórias. Após a cicatrização, as cicatrizes recuaram no umbigo, dando origem a um abdómen quase sem cicatrizes. Todos os doentes foram seguidos regularmente. O seguimento mínimo para esta série foi de cerca de 3 meses e o máximo foi de 2 anos.

CAPÍTULO 4. TÉCNICA CIRÚRGICA

Técnica cirúrgica do TULC:

Todos os pacientes foram submetidos a uma limpeza umbilical meticulosa (duas vezes na noite anterior e uma vez no dia da cirurgia) com clorexidina. Uma vez sob anestesia geral, o paciente foi colocado em posição de litotomia modificada (15°-20° de flexão nas articulações da anca e do joelho) e 15°-20° de cabeça para cima e para a direita. No entanto, tal como o método americano de colecistectomia laparoscópica, esta cirurgia também pode ser efectuada na posição supina. O "air-planing" adicional da mesa de operações dependia dos resultados intra-operatórios. Foi inserida uma sonda naso-gástrica e administrada uma dose única de um antibiótico de largo espetro aquando da indução. O monitor foi colocado no ombro esquerdo do doente. O cirurgião colocou-se entre as pernas do doente e o assistente de câmara à direita do doente (técnica francesa).

A técnica de criação do pneumoperitoneu pela agulha de Veress estava sujeita à forma do umbigo e à presença de cicatriz abdominal (se existente) da cirurgia anterior. Nos doentes com um umbigo largo (tal como definido anteriormente) e sem qualquer cicatriz abdominal, foi colocada uma incisão de 2 mm na posição das 12 horas no interior do umbigo para inserir a agulha de Veress antes de criar o pneumoperitoneu. Nestes doentes, fixámos a pressão intra-abdominal (PIA) em 14 mmHg. É aconselhável baixar a pressão para 10-12 mmHg em doentes com quaisquer co-morbilidades cardíacas e pulmonares para minimizar os efeitos prejudiciais de uma PIA elevada. Os pacientes pediátricos podem ser fixados em 8-10 mmHg de PIA. A incisão de punhalada foi então convertida numa incisão curvilínea de 11 mm na pele (em linha com o monte umbilical) através da qual foi introduzido um trocarte afiado de 10 mm pelo método descrito abaixo. Este foi utilizado para o laparoscópio de 10 mm 30°. Foram introduzidos dois trocartes valvulados com rosca de 5 mm (um na posição das 4 horas para o instrumento de trabalho da mão esquerda e outro na posição das 7 horas para o instrumento de trabalho da mão direita) através das incisões curvilíneas semelhantes de 5 mm na pele, no interior do umbigo, para obter a ergonomia do trocarte triangular. As trajectórias para todos estes três trocartes foram anguladas centrifugamente em 3-4 mm a partir das respectivas entradas cutâneas antes de perfurar a fáscia. [Figuras 4 e 5] Este passo adquiriu alguma distância extra entre os trocartes, o que ajudou a evitar a "luta de espadas" intra-corporal e o efeito de "golpe de faca" dos instrumentos. Além disso, a obliquidade dos percursos dos trocartes actuou como um mecanismo de "válvula de retalho" na prevenção da herniação do local do trocarte no pós-operatório. Toda a equipa cirúrgica preparada com o conjunto de trocarte foi representada na. [Figura 6 (posição francesa), 7 (posição americana) e 8]

No entanto, esta montagem de 12 horas (10 mm)-4 horas (5 mm)-7 horas (5 mm) pode ser alterada para 6 horas (10 mm)-2 horas (5 mm)-10 horas (5 mm), dependendo do conforto da equipa cirúrgica. [Figura 9] Após esta série, utilizámos esta última em 17 doentes sem qualquer vantagem adicional.

O pneumoperitoneu ajudou a esticar o umbigo, adquirindo assim uma distância adicional entre os trocartes e evitando que caíssem "um em cima do outro". [Figura 5] As válvulas de ambos os trocartes de 5 mm foram mantidas colocadas para fora - uma delas foi utilizada para a entrada de CO_2 e a outra para a ventilação do fumo cirúrgico durante o procedimento. [Figura 9] O cabo de entrada de CO_2 também pode ser ligado à válvula da porta de 10 mm. Este, juntamente com o cabo de luz, foi feito para sair da parte superior do trocarte. [Figuras 6-8]

Alguns truques adoptados para retificar as colisões entre o cirurgião e o assistente de câmara durante os movimentos das mãos foram os seguintes

1. O cirurgião e o assistente de câmara foram "dissociados" quando se utilizou a posição de litotomia modificada.

2. O assistente de câmara foi encorajado a inserir a sua mão que segura a câmara por baixo das mãos do cirurgião. [Figura 7]

3. Ajustámos a ponta distante da cânula de 10 mm para ficar dentro da cavidade peritoneal. Este passo tornou possível manter o laparoscópio retirado durante a maior parte do tempo, tendo assim o comprimento extra-corporal máximo do laparoscópio. Isto levou a um maior distanciamento entre a mão do assistente de câmara e a do cirurgião. [Figuras 10-12].

4. Ambos os trocartes de trabalho de 5 mm foram inseridos mais 2-3 mm intra-peritonealmente em direção ao alvo. Isto rectificou o choque intra-peritoneal dos instrumentos de trabalho com os do laparoscópio. [Figuras 10-12]

5. Quando possível, foram utilizados os laparoscópios extra-longos.

Toda esta montagem cirúrgica proporcionou um "espaço para os cotovelos" adequado para o cirurgião e para o assistente de câmara. No entanto, nos doentes com um umbigo estreito, preferimos inserir todos os orifícios fora do umbigo para contornar a aglomeração de instrumentos.

Relativamente aos doentes com cicatrizes abdominais (n=8), antecipando as aderências subjacentes no lado peritoneal do umbigo e à sua volta, obtivemos pneumoperitoneu através de uma agulha de Veress inserida na linha médio-clàvicular direita no hipocôndrio direito. Um trocarte de 2 mm seguido de um mini-laparoscópio foi então inserido através desta ferida de punhalada e utilizado para visualizar as aderências umbilicais, caso existissem. As aderências filamentosas (n=5) puderam ser facilmente removidas com o próprio aparelho. Nos casos de aderências omentais bem formadas (n=3) no umbigo, em vez de se utilizar uma técnica puramente laparoscópica aberta, conseguiu-se um acesso peritoneal bastante seguro adoptando a combinação de laparoscopia "aberta" (através da incisão umbilical curvilínea) contra-monitorizada pelo mini-laparoscópio através do hipocôndrio direito.

O problema do fundo do útero "flácido" / vesícula biliar grande / fígado volumoso que oblitera a visão do triângulo cisto-hepático em certos doentes foi resolvido através de uma técnica simples. A ansa de categute disponível no mercado foi introduzida através do trocarte direito de 5 mm e apertada à volta do fundo antes de a segurar e retrair cefalicamente com a agulha padrão de fecho de porta inserida no hipocôndrio direito na linha axilar anterior sob visão laparoscópica. [Figura 13] Em seguida, o laço do catgut foi mantido e rodeado à volta das mandíbulas da agulha de fecho da porta de tal forma (com um movimento lento de vaivém da agulha de fecho da porta) que bloqueia as mandíbulas e impede que escorregue para fora durante a retração. Isto reduz o risco de traumatismo pela sua ponta afiada (nulo na nossa série). Agora, a vesícula biliar pode ser facilmente manobrada em qualquer direção, de acordo com a necessidade de completar a dissecção, sem grande dificuldade. Esta retração multidirecional dinâmica proporcionada pela agulha de fecho do orifício simulou efetivamente a tração do 4º orifício da CMLC. [Figuras 9 e 14] Ajudou-nos não só a obter uma dissecção mais segura, mas também mais rápida, para cumprir a "visão crítica de segurança" de Strasberg e Soper. Por conseguinte, é aconselhável a sua utilização liberal sempre que necessário. No entanto, no caso de vesículas biliares com paredes espessas que impedem o laço do catgut, efectuámos uma sutura intra-corporal de polipropileno no fundo antes de o segurarmos e rodearmos com a agulha de fecho da porta através do hipocôndrio direito da forma descrita acima.

A dissecção foi iniciada pela técnica retrógrada, abrindo as folhas peritoneais anterior e posterior [Figuras 15-18] no triângulo cisto-hepático. Embora os bons e velhos princípios básicos de pequenos movimentos controlados de uma só vez, em vez de movimentos aleatórios, e de dividir os tecidos pouco a pouco, em vez da "divisão em bloco", permaneçam os mesmos nesta técnica, acrescentámos o seguinte: em vez de inserir e avançar ambos os instrumentos simultaneamente (como se tende a fazer na CMLC), introduzimos primeiro o instrumento retrátil da mão esquerda até ao órgão-alvo e *depois* inserimos o instrumento de dissecção da mão direita para alcançar a área de interesse (e *vice-versa* para o cirurgião dominante da mão esquerda). Isto ajudou-nos a evitar o cruzamento e o choque de instrumentos intra-corporais; também nos ajudou a manter uma distância óptima (necessária para a manipulação do órgão-alvo) entre as pontas destes instrumentos. Uma vez alcançada a "visão crítica de segurança", o ducto cístico e a artéria foram duplamente clipados com os clipes de tamanho médio por um aplicador de clipes de 5 mm inserido através da porta de trabalho direita antes de os dividir entre os clipes. [Se necessário, foram utilizados os clips médios-grandes para os canais císticos largos, inserindo um aplicador de clips de 10 mm através da porta de 10 mm. Nesta altura, trocámos um dos instrumentos de trabalho de 5 mm por um laparoscópio de 5 mm. Transfixámos os ductos císticos (7 doentes) com ácido poligláctico 2/0 através da técnica de sutura intra-corporal nos casos em que o fecho com clipe foi considerado inseguro. Uma vez dissecada completamente da sua fossa [Figura 20], a vesícula biliar foi extraída num endobag através de uma porta de 10 mm. Nenhum dos doentes necessitou de fundir estas três incisões. Cálculos biliares com tamanho >1cm (que poderiam que poderiam obstruir a extração segura da amostra) foram esmagados com uma pinça de fixação de pedras antes da remoção. Foram tomadas todas as precauções para evitar perfurar o endobag. A hemostase foi verificada e foi administrada irrigação salina na fossa da vesícula biliar e na região sub-diafragmática direita para lavar o meio ácido, numa tentativa de reduzir a dor pós-operatória no ombro. Fechámos *as* três portas uniformemente em todos os casos com ácido poliglático 1/0 sob visão direta. As incisões cutâneas foram infiltradas com uma mistura de lidocaína e bupivacaína antes de serem fechadas com suturas sub-cuticulares absorvíveis de monofilamento 3/0. Foi possível obter bons resultados cosméticos sem distorcer a anatomia umbilical após o encerramento. [Figuras 21-23].

1. TULC - COLOCAÇÃO NO PORTO E CONSTITUIÇÃO DA EQUIPA

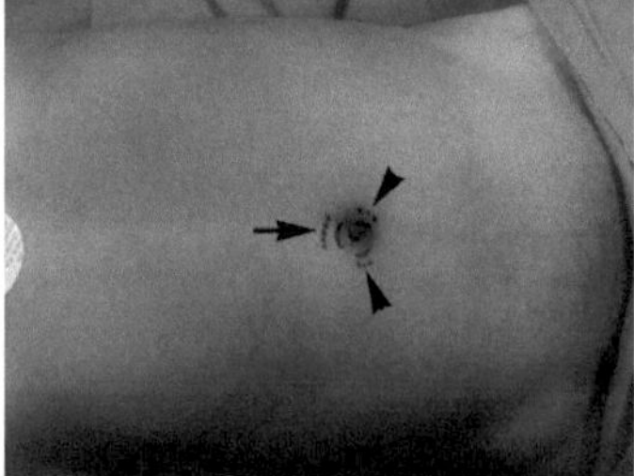

Figura 4: Marcações de incisão para portagem. Linha sólida - entrada de pele; linha pontilhada - entrada fascial. Seta - porta de 10 mm; cabeças de seta - portas de trabalho de 5 mm.

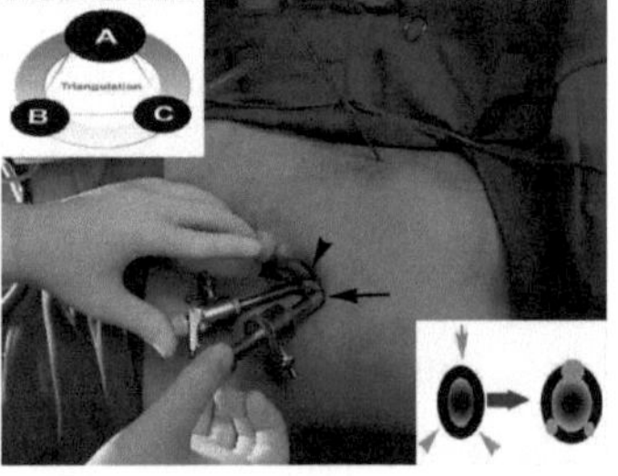

Figura 5: Portas no monte umbilical. Inset superior - Montagem de porta triangular. Inset inferior - Alongamento do umbigo após pneumoperitoneu. Nota - as portas são colocadas sem elevar o retalho umbilical.

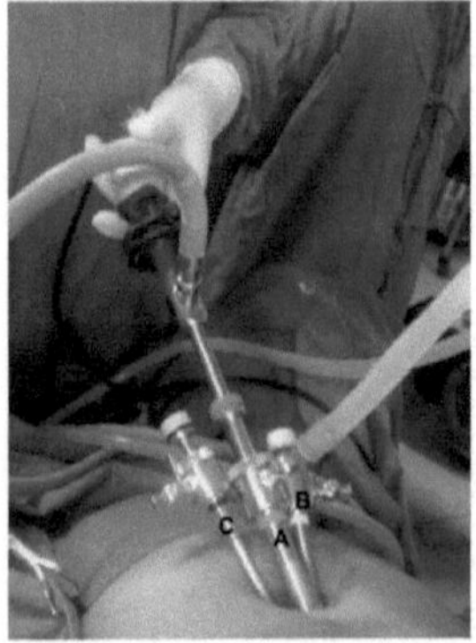

Figura 6: Portos: A-câmara às 12, B e C-portas

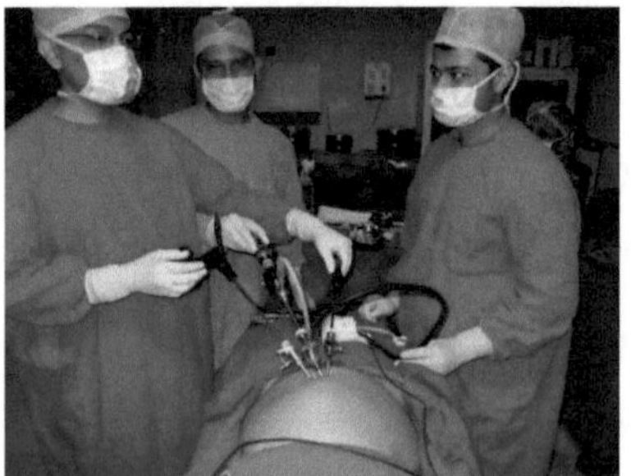

Figura 7: Preparação da equipa: A câmara é segurada por baixo da mão esquerda do cirurgião para evitar o choque de mãos e

de trabalho às 5 e 7 horas. A "técnica francesa". instrumentos. A "técnica americana".

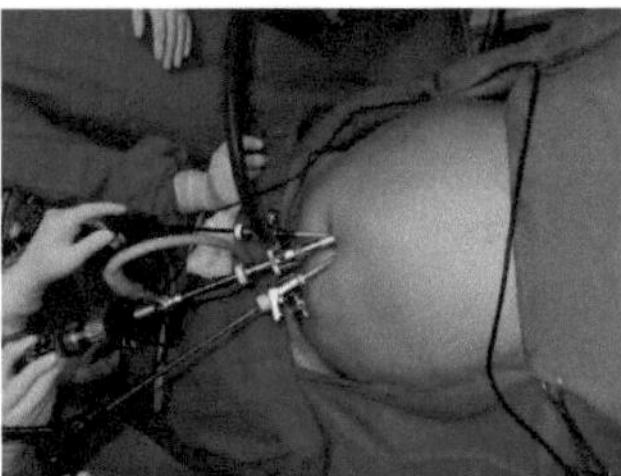

Figura 8: Posição da porta triangular vista da extremidade do cirurgião. Note os cabos que saem para cima.

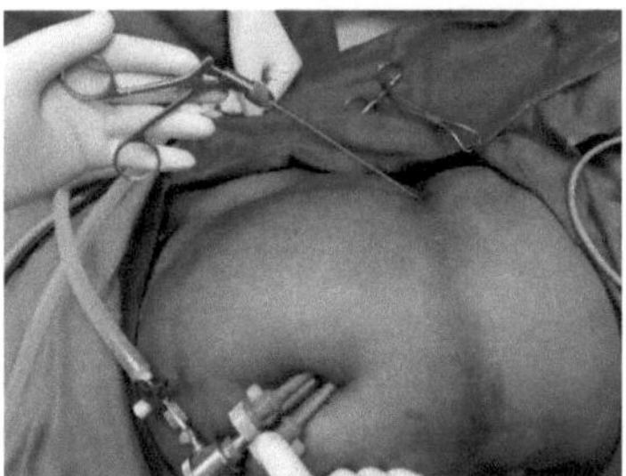

Figura 9: Agulha de fecho de porta a ser inserida no hipocôndrio direito para retração da vesícula biliar.

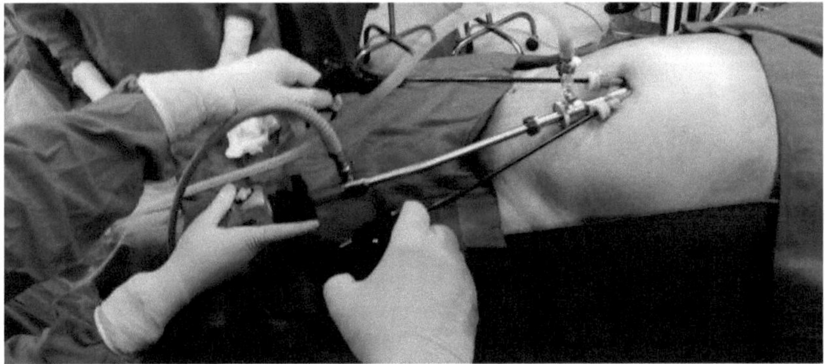

Figura 10: Posições da porta e da mão na TULC - a vista panorâmica. Note-se que os trocartes de trabalho são empurrados para dentro mais 2-3 mm enquanto o trocarte da câmara é puxado para fora mais 2-3 mm. A mão do suporte da câmara vem por baixo da mão do cirurgião. O pneumoperitoneu estica o umbigo para aumentar a disposição triangular dos trocartes. As válvulas dos trocartes de plástico roscados são colocadas para fora. Os cabos de luz e gás saem superiormente. Toda esta montagem segue os princípios básicos da ergonomia laparoscópica e permite ao cirurgião movimentos de mão bastante livres.

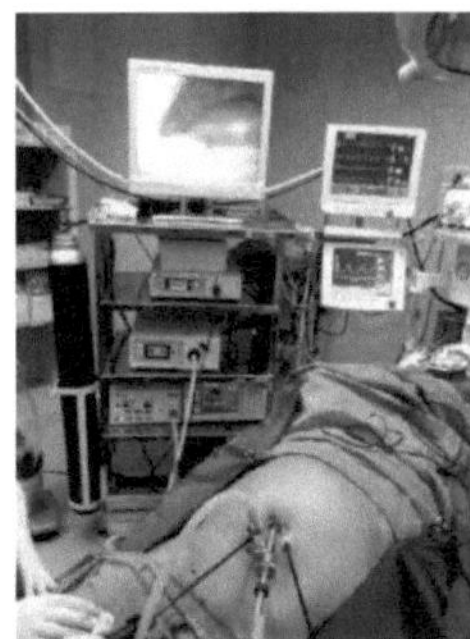

Figura 11: Posição dos trocartes e do monitor na TULC. É mantido no ombro direito do doente. A fotografia foi tirada a partir da posição do cirurgião. Note a posição do trocarte triangular apontando para a vesícula biliar.

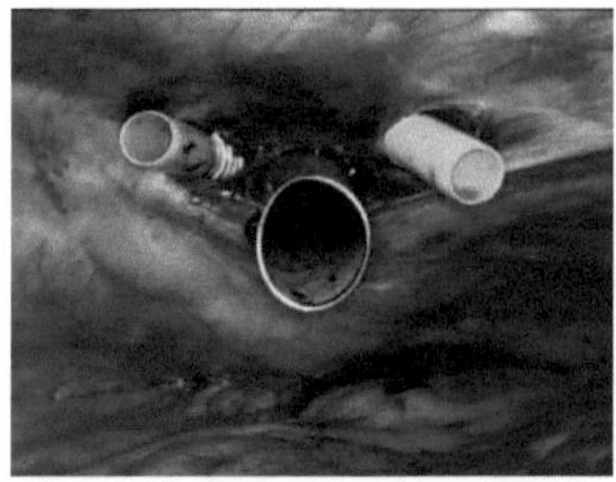

Figura 12: Montagem do trocarte intracorporal visto da mini-porta hipocondríaca direita. Nota: O trocarte da câmara de 10 mm foi retirado na posição de 6 horas e os trocartes de trabalho avançaram mais com a triangulação mantida. Isto optimizou a ergonomia e evitou o choque entre o cirurgião e o assistente.

2. TULC - ETAPAS OPERACIONAIS

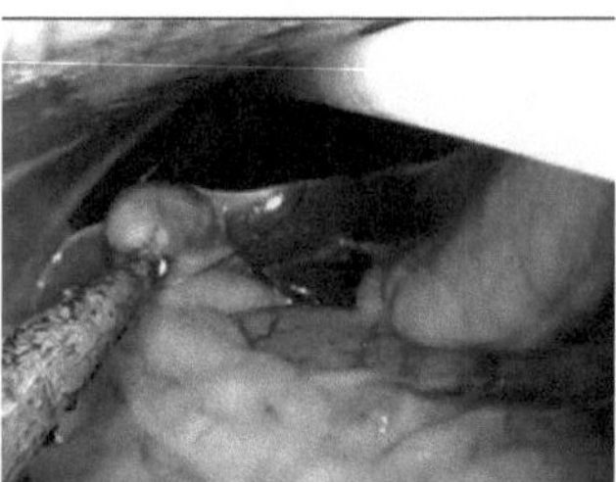

Figura 13: Fundo da vesícula biliar a ser rodeado com uma ansa de categute passada através do trocarte de trabalho da mão direita.

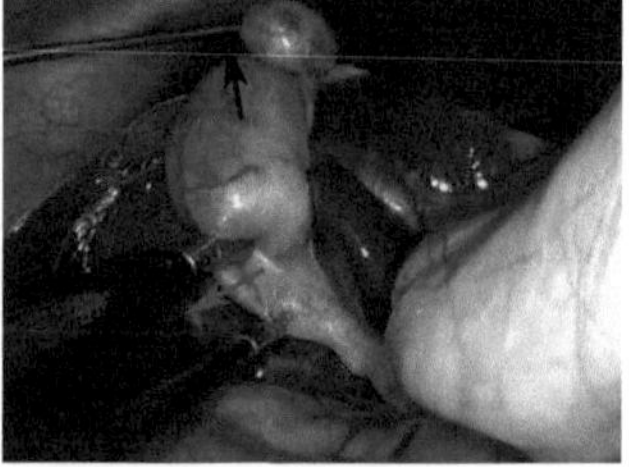

Figura 14: Tração da vesícula biliar **em** "dois pontos": Supero-lateral por agulha de porta (seta preta) e infero-lateral por pinça de trabalho esquerda (seta vermelha) para abrir pelo triângulo de Calot.

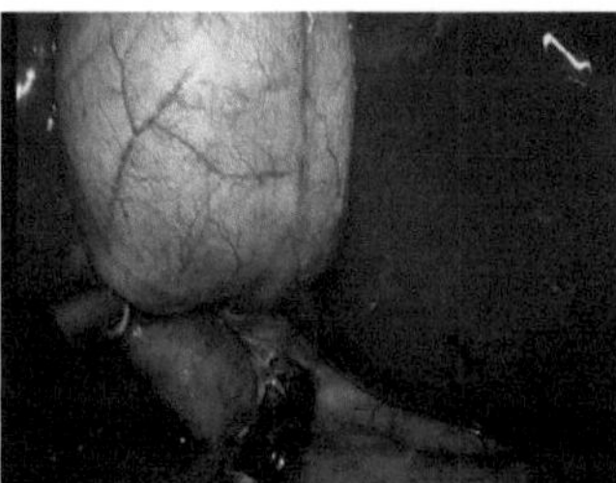

Figura 15: Divisão da camada anterior do peritoneu. Ducto biliar salvaguardado.

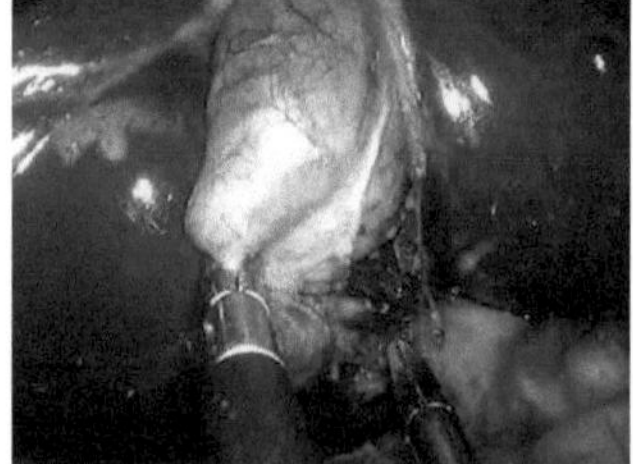

Figura 16: Dissecção do triângulo de Calot. Artéria cística delineada.

3. TULC - ETAPAS OPERACIONAIS

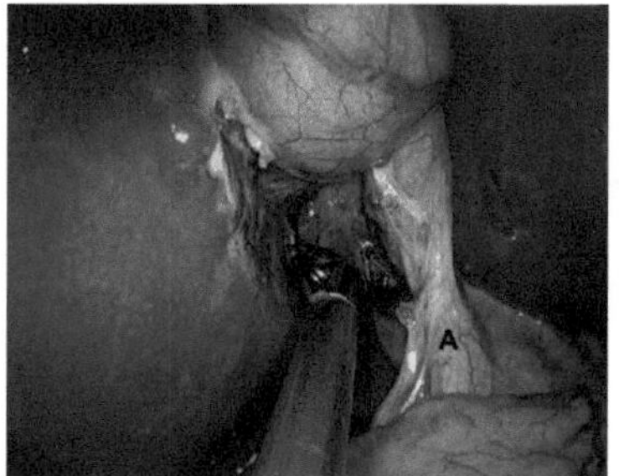

Figura 17: Dissecção posterior no triângulo de Calot. A-Ducto Biliar Comum.

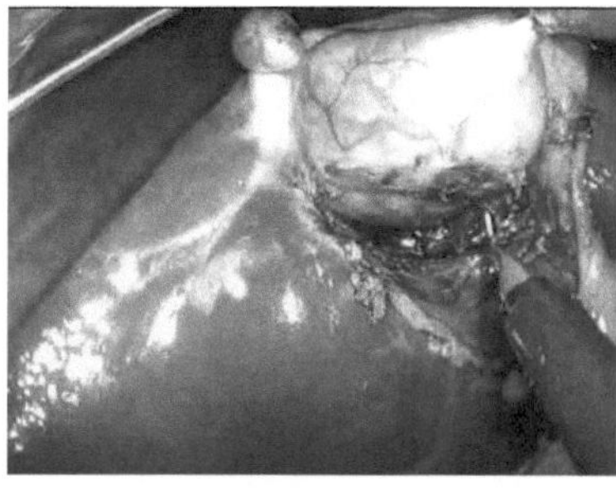

Figura 18: Dissecção posterior com gancho. Vesícula biliar quase completamente levantada da sua fossa. Nota - a dissecção permaneceu entre a parede da vesícula biliar e a placa cística.

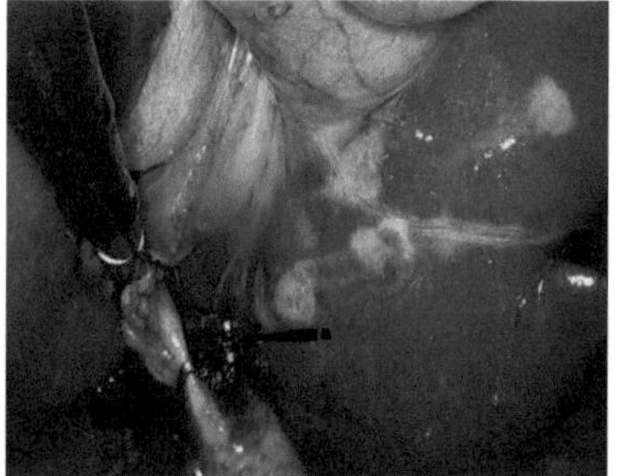

Figura 19: Artéria cística (B) clipada e dividida. Ducto cístico (A) clipado antes da divisão.

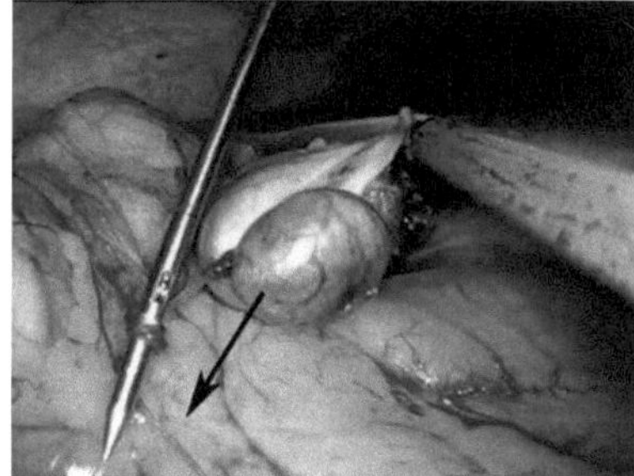

Figura 20: Tração dinâmica para baixo (seta preta) por agulha de fecho do orifício imediatamente antes da conclusão das fases finais da dissecção.

4. TULC - CICATRIZES PÓS-OPERATÓRIAS

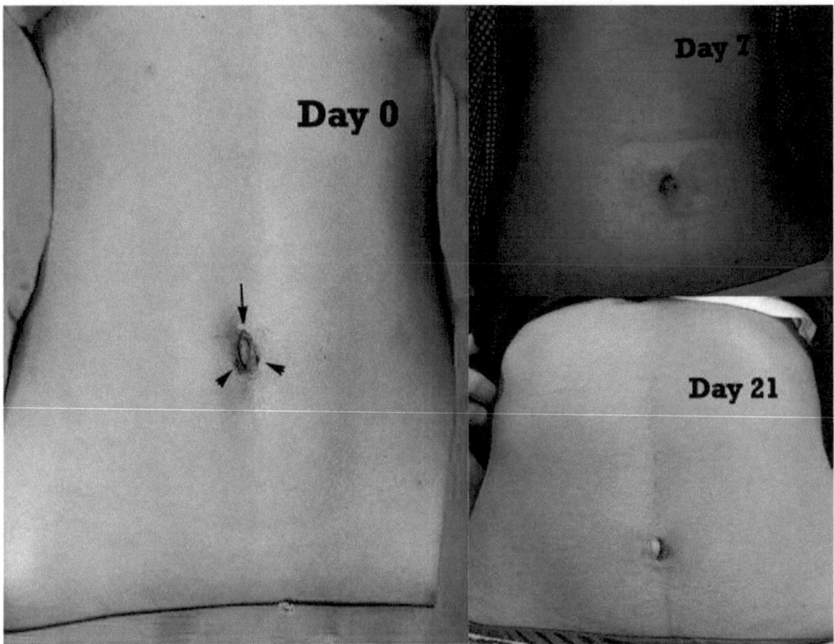

Figura 21: Cicatrizes umbilicais pós-operatórias. Note-se que estas cicatrizes recuam no umbigo, tornando-se quase invisíveis.

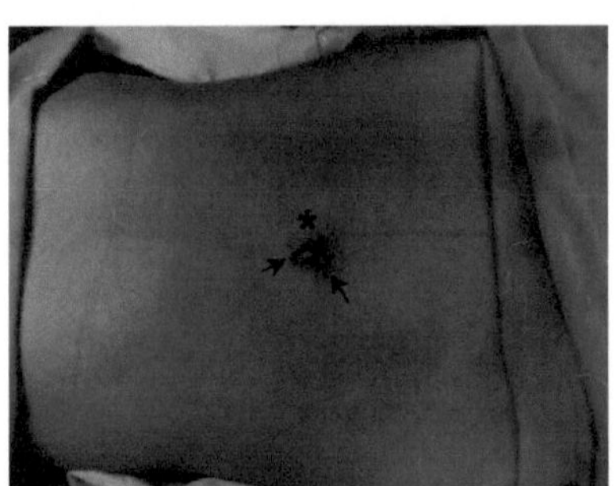

Figura 22: Aspeto "na mesa" após o encerramento da porta. Seta curta - porta da câmara; Asterix e Seta longa - portas de trabalho.

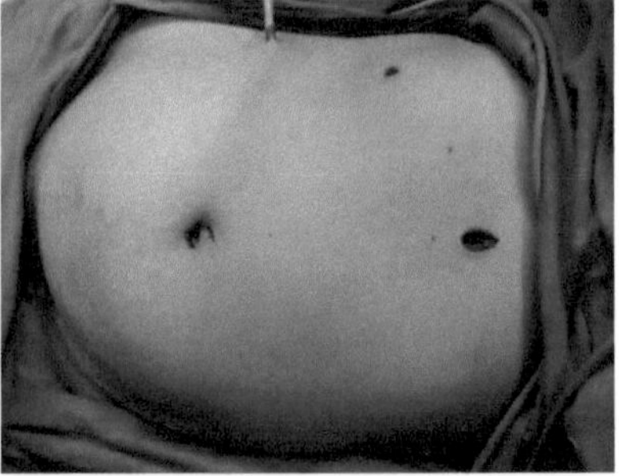

Figura 23: Locais de porta da colecistectomia convencional de 4 portas para comparação.

Técnica cirúrgica para a TULA:

Também utilizámos os laparoscópios rígidos de 30° 10 e 5 mm e os instrumentos de rotina para todos os casos de apendicectomia. Sob anestesia geral, o doente foi colocado em posição supina com uma posição de Trendelenberg de 15º-20º. O cirurgião ficou do lado esquerdo do doente e o assistente de câmara em à esquerda do cirurgião. O monitor é colocado à direita do doente. Foram adaptadas certas manobras (tal como descritas na "técnica cirúrgica da TULC") para retificar o choque dos instrumentos intra e extracorporais e para adquirir "espaço de cotovelo" para o cirurgião e o assistente de câmara.

Pneumoperitoneu criado pela agulha de Veress inserida na posição de 5 horas no monte umbilical. [Figura 24] Foi utilizada uma incisão curvilínea de 11 mm nesta posição para inserir a câmara-trocador de 10 mm. São colocadas duas incisões curvilíneas de 5 mm no sulco umbilical, nas posições de 7 e 12 horas, para os trocartes de trabalho esquerdo e direito, respetivamente. [Figuras 25-27] Como discutido na secção anterior, as trajectórias fasciais para estes trocartes foram planeadas a 3-4 mm de distância das respectivas entradas cutâneas. [Figura 28] O pneumoperitoneu ajudou a esticar a cicatriz umbilical, o que permitiu adquirir algum espaço extra entre os trocartes. Essas manobras mantiveram a disposição triangular entre os trocartes, bem como otimizaram a distância entre eles, evitando que ficassem "em cima" uns dos outros. [Figuras 26 e 27] Além disso, mantendo o trocarte da câmara na mesma posição (como já o teríamos inserido), as localizações das portas de trabalho de 5 mm no monte umbilical podem ser alteradas conforme a necessidade, por exemplo, a posição 5 horas (10 mm) x 7 horas (5 mm) x 12 horas (5 mm) para um apêndice pélvico pode ser modificada para a posição 5 horas (10 mm) x 9 horas (5 mm) x 2 horas (5 mm) para um apêndice sub-hepático. Esta disposição não perturbou os princípios de triangulação da ergonomia laparoscópica.

Nos doentes com cicatriz umbilical prévia (n=10), inserimos um minilaparoscópio na linha médio-clavicular no hipocôndrio direito (tal como é feito nos casos de TULC) para visualizar a quantidade e a qualidade das aderências umbilicais. Oito destes 10 doentes apresentavam aderências omentais filamentosas, que podiam ser facilmente separadas por dissecção romba com o minilaparoscópio antes de se colocar o trocarte triangular, tal como referido anteriormente. Outros 2 doentes tinham aderências omentais firmes no umbigo. Nestes doentes, adoptámos uma técnica combinada em que foi utilizado o método "aberto" de inserção do trocarte, que foi monitorizado pelo mini-laparoscópio hipocondríaco direito. Isto garantiu entradas seguras do trocarte na cavidade peritoneal e eliminou as hipóteses de lesão do trocarte.

O bisturi ultrassónico foi utilizado sempre que necessário. A dissecção do mesoapêndice começou a partir da ponta do apêndice até chegar à base. [Figuras 29 e 30] Isto reduziu o "volume" da amostra a ser removida. Foi então duplamente enrolado com catgut e dividido [Figuras 31 e 32]. [Figuras 31 e 32] O espécime foi extraído de forma "reversa" através da porta de 10 mm sob visão. [Figuras 33 e 34] Os apêndices túrgidos que não puderam ser removidos através do trocarte de 10 mm foram extraídos através de endobags. Foi feita uma lavagem salina completa. *Todas as* portas foram fechadas com poliglactina 2/0. As incisões cutâneas foram fechadas com sutura sub-cuticular de monofilamento e infiltradas com anestesia local para obter um aspeto umbilical quase normal. [Figuras 35-40]

1. TULA-PORTING & EQUIPA CIRÚRGICA

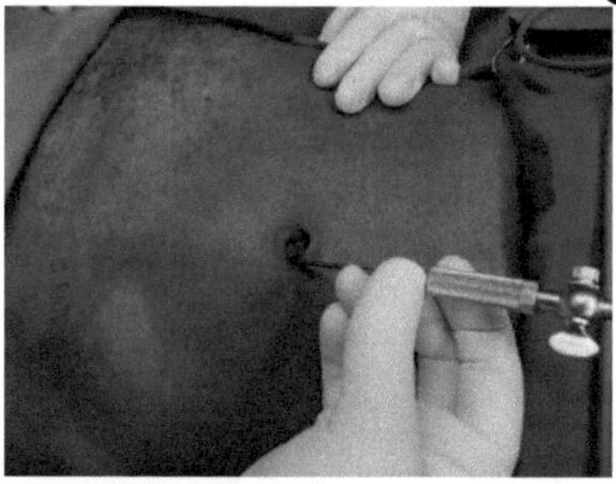

Figura 24: Criação de pneumoperitoneu com agulha de Veress inserida às 5 horas.

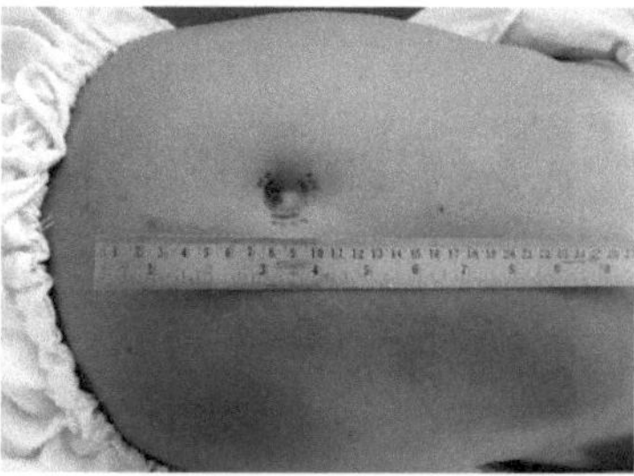

Figura 25: Incisões cutâneas (linhas sólidas) e fasciais (linhas pontilhadas).

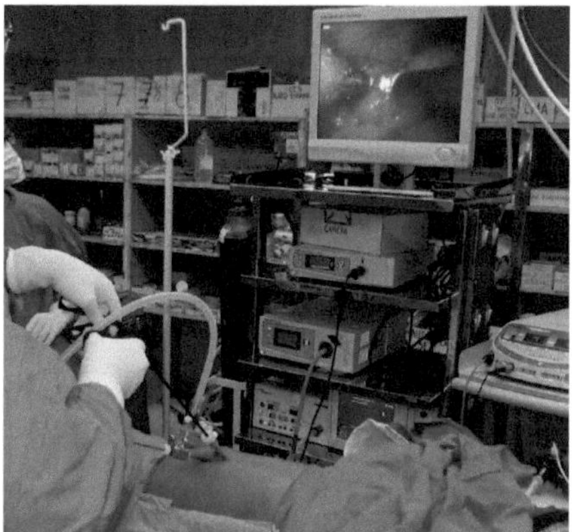

Figura 26: O cirurgião e o assistente de câmara ficam à esquerda do doente. A porta triangular segue os princípios ergonómicos. Nota: um ângulo de trabalho ótimo formado pelos instrumentos de trabalho, tal como se vê no monitor.

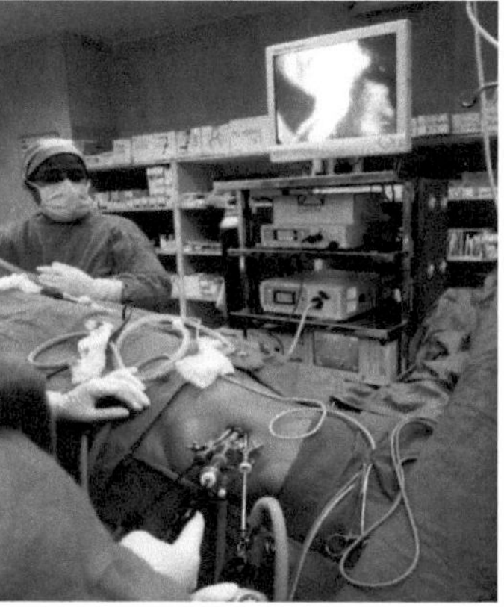

Figura 27: Os orifícios podem ser utilizados indistintamente para o laparoscópio e os instrumentos.

2. TULA-SKETCH PARA PORTABILIDADE

Figura 28: Técnica de portabilidade em TULA para umbigo largo (A - no monte) e umbigo estreito (B - fora do monte). As entradas fasciais (D,E,F) estão a 3-4 mm de distância das respectivas entradas cutâneas (A,B,C), conseguidas através do desvio do trocarte para cima (caminho *bc)* e para a frente (caminho *cd).* O efeito triângulo (Tl)-em-triângulo (T2) permite obter um espaço ótimo de "não colisão" entre os trocartes.

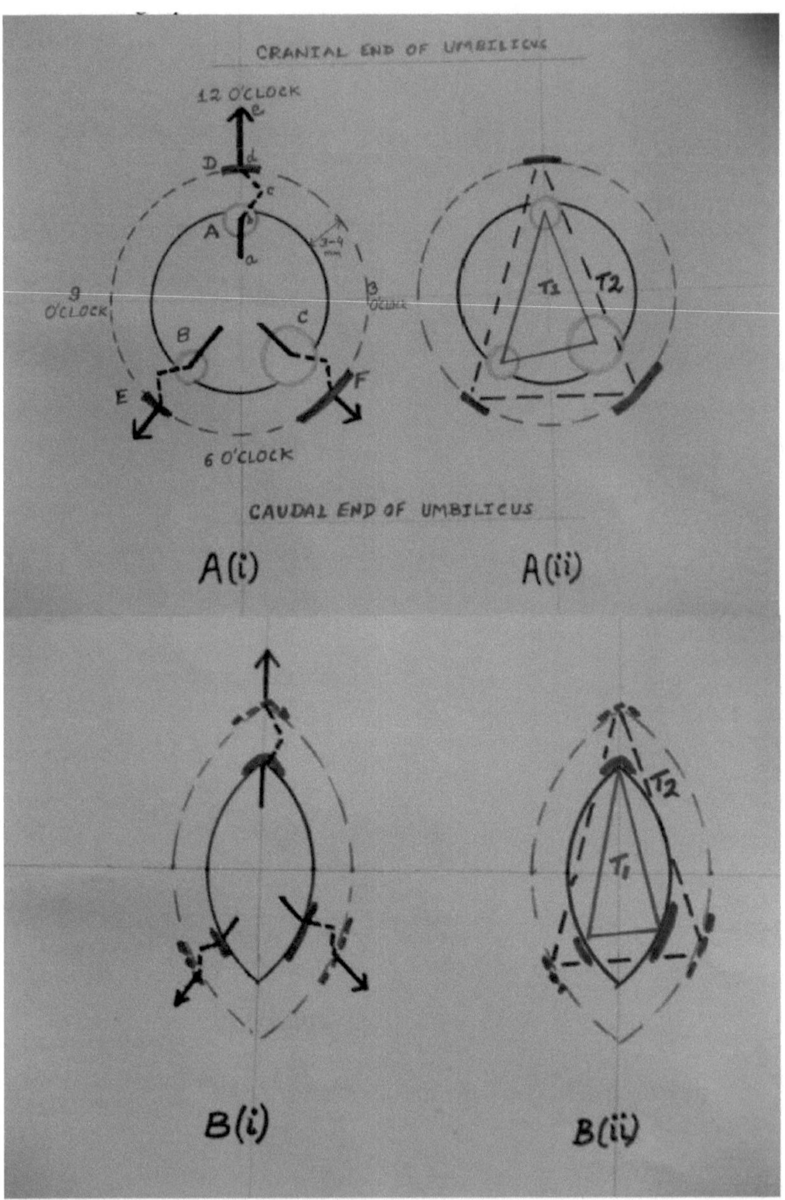

3. FOTOGRAFIAS DA TULA-OPERATÓRIA

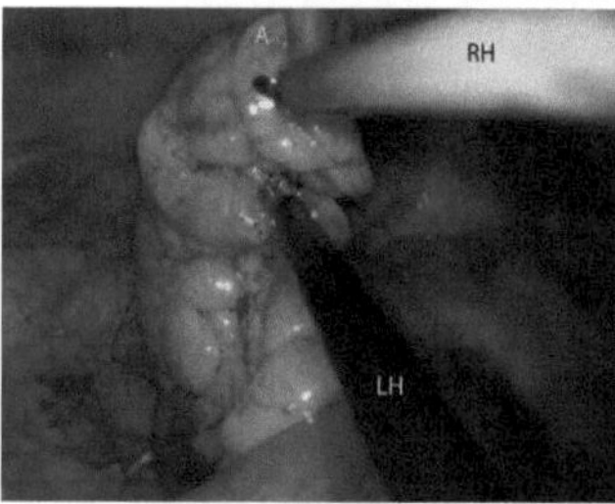

Figura 29: Apendicite aguda. O mesoapêndice a ser dividido com uma tesoura ultra-sónica. Note o ângulo ótimo entre os instrumentos de trabalho (RH & LH).

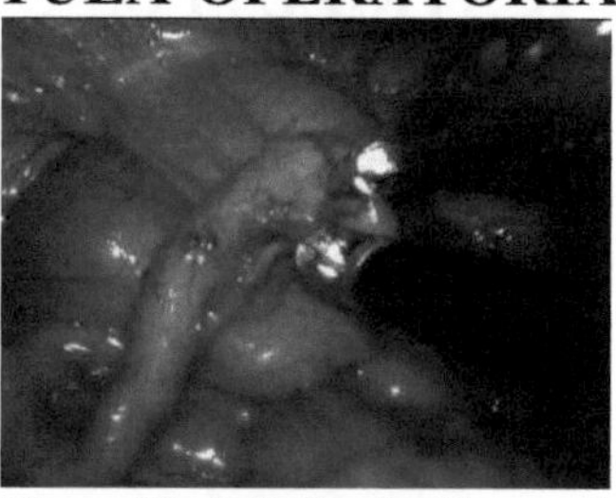

Figura 30: Apêndice túrgido com fecólitos. A divisão do mesoapêndice começa na ponta ou no apêndice inflamado.

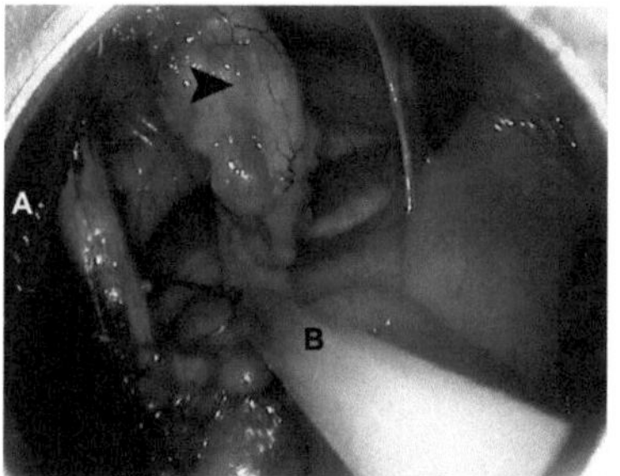

Figura 31: Laço de categute da base do apêndice após a conclusão da divisão do mesoapêndice. A-agarrador de mão esquerda, B-aplicador de laço, cabeça de seta-fecólito grande.

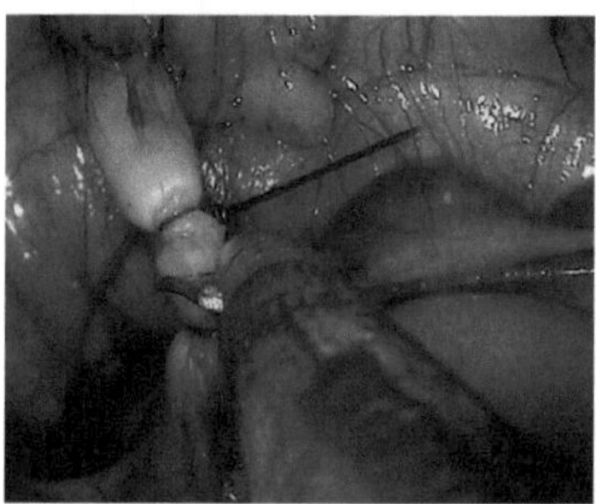

Figura 32: Base apendicular sendo dividida com tesoura entre as alças do catgut.

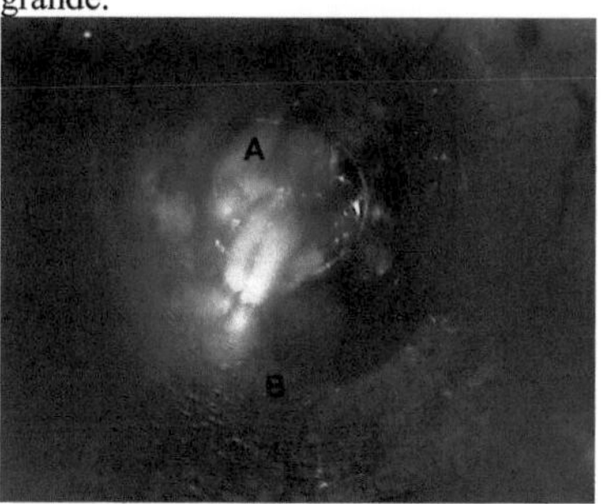

Figura 33: Extração do apêndice (A) pela técnica "reverse rail-roading" através de cânula de 10 mm (B) sob visão laparoscópica.

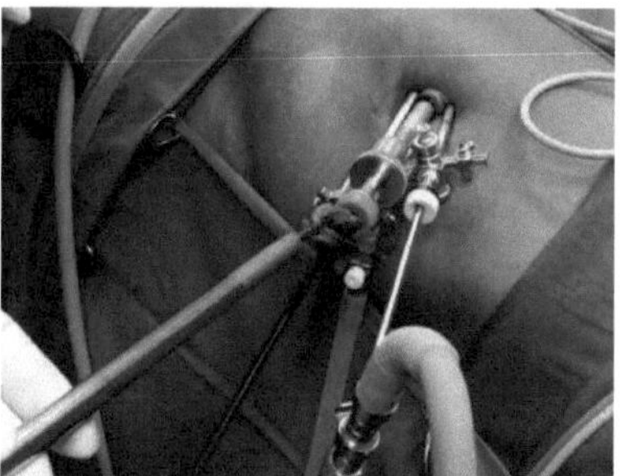

Figura 34: Outra técnica de extração do apêndice através de uma cânula de 10 mm sob visão laparoscópica por um endoscópio de 5 mm através da porta de trabalho direita.

4. CICATRIZES PÓS-OPERATÓRIAS DA TULA

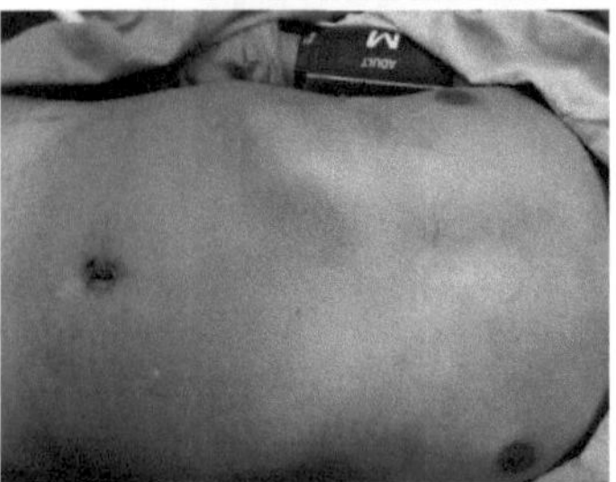

Figura 35: Feridas fechadas "em cima da mesa".

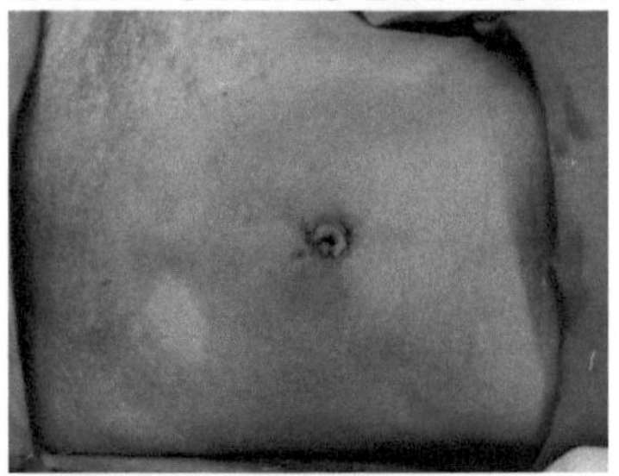

Figura 36: Pós-operatório do 3° dia. Cicatrizes - quase invisíveis.

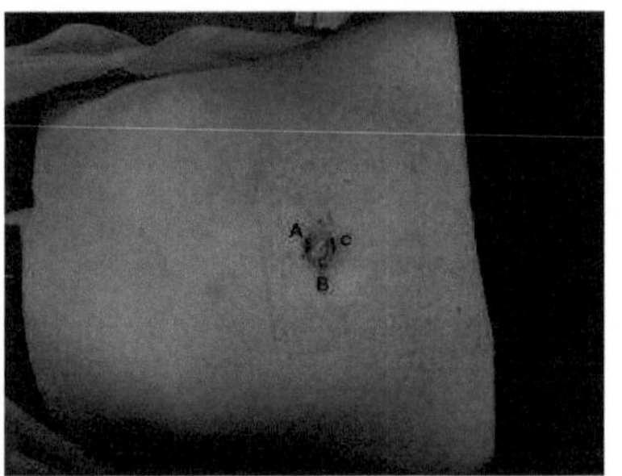

Figura 37: Dia 7 de pós-operatório. Cicatrizes A,B,C no monte umbilical.

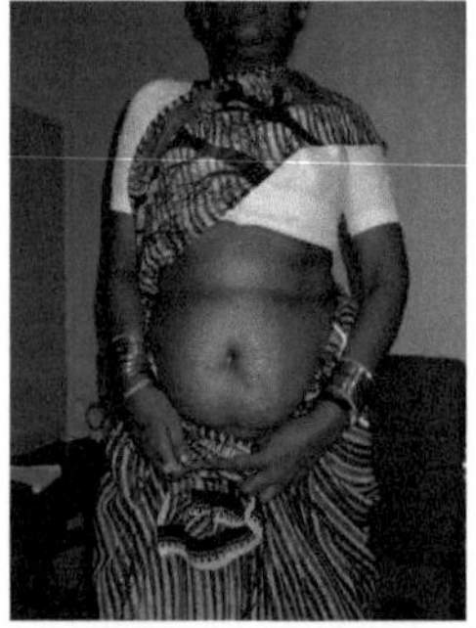

Figura 38: Pós-operatório do 21° dia. Cicatrizes em recessão no umbigo.

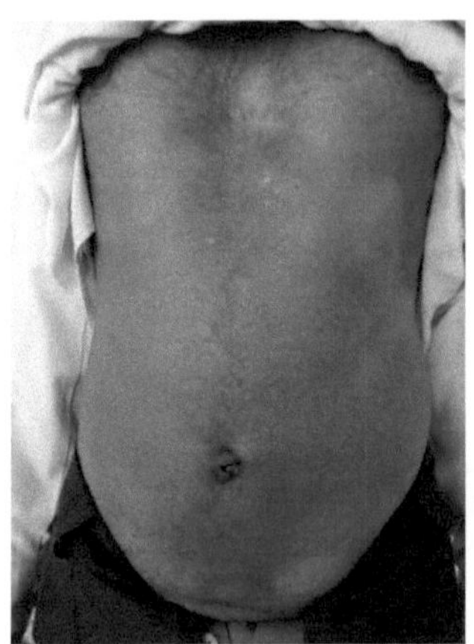

Figura 39: Cicatrizes 1 ano após a cirurgia.

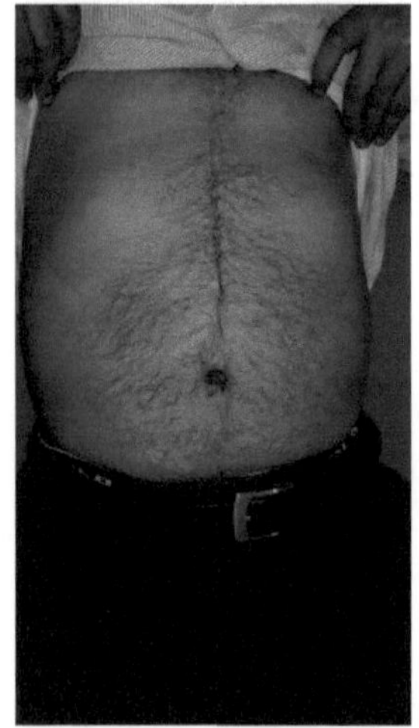

Figura 40: Cicatrizes aos 20 meses após a cirurgia.

CAPÍTULO 5. RESULTADOS

Resultados do TULC:

O tempo operatório médio foi de 78,5 minutos (variação, 30-103). A perda média de sangue foi de 17,53 ml (variação, 5-85). Não se registaram lesões do ducto biliar/visco na nossa série. Oito pacientes (13,3%) tiveram perfuração inadvertida da vesícula biliar durante a dissecção. [Tabela 10] Todas estas perfurações foram pequenas e controladas. A bílis derramada foi aspirada e os cálculos extraídos antes de se efetuar uma irrigação peritoneal completa com soro fisiológico, após o que todos tiveram uma recuperação sem intercorrências. Nenhum dos nossos doentes necessitou de conversão para colecistectomia aberta. No entanto, 6 doentes (10%) tiveram de ser convertidos para a CMLC de 4 portas, uma vez que não eram susceptíveis a esta técnica. Quatro deles tinham aderências peri-colecísticas intensas e dois devido a hemorragia da artéria cística [Tabela 11]. [Tabela 12] Seis doentes desta amostra tinham ductos císticos pouco inseridos e 2 tinham a artéria hepática direita a ocupar tortuosamente o triângulo cisto-hepático, fazendo o "caterpillar turn". Todas estas anomalias foram facilmente perceptíveis durante o procedimento.

Devido ao fundo de olho "floppy", inserimos a agulha padrão de fecho da porta no hipocôndrio direito (linha axilar anterior) para a sua retração em 13,3% dos doentes (n=8) desta amostra. [Tabela 13] A "Visão crítica da segurança" de Strasberg & Soper foi atingida em todos os casos. No entanto, quatro (n=4) dos nossos pacientes iniciais desta amostra necessitaram da colocação de um trocarte epigástrico extra para a dissecção segura. Assim, pudemos completar a colecistectomia inteiramente pela técnica descrita em 50 dos 60 pacientes. Não inserimos dreno abdominal em nenhum paciente.

Todas as doentes estão a ser acompanhadas regularmente. Dois doentes desenvolveram seroma umbilical (3,3%); recuperaram completamente com o tratamento expetante. [Tabela 14] Outros dois doentes (3,3%) desenvolveram sépsis umbilical que foi controlada com antibiótico. [Tabela 15] Ninguém necessitou de intervenção cirúrgica. Relativamente ao assistente de câmara, 33 casos foram assistidos por cirurgiões da casa e os restantes 27 por assistentes. [Tabela 16] Apesar de ser necessário um acompanhamento a longo prazo para tecer comentários, nenhum dos nossos doentes desenvolveu hérnia no local do trocarte até à data. A avaliação pela escala de classificação das cicatrizes revelou que 73,01% dos doentes estavam entusiasmados e 25,56% estavam satisfeitos. Embora ninguém tenha ficado insatisfeito, 1,42% não se preocuparam com o resultado estético.

Todos os pacientes receberam alimentos sólidos em 5,7 horas (variação, 5-12) após a cirurgia. Os pacientes estavam deambulando por uma média de 4,4 horas no pós-operatório (variação, 4-8). A média da Escala Visual Analógica (0-10) aplicada a todos os doentes nos dias 0, 1, 7 e 30 da cirurgia foi de 3,40 (intervalo, 3-5), 2,18 (intervalo, 2-4), 0 e 0, respetivamente. Os doentes tiveram alta após uma média de 1,8 dias (intervalo, 1-5). O tempo médio para retomar a atividade normal foi de 3,2 dias (intervalo, 3-5). [Tabela 17]

Tabela 10: Distribuição dos casos de colecistectomia por perfuração da vesícula biliar

Perfuração da vesícula biliar	Frequência	Percentagem
Sim	8	13.3%
Não	52	86.7%
Total	60	100.0%

Tabela 11 : Distribuição entre os casos de colecistectomia de conversão para colecistectomia laparoscópica convencional

Conversão para colecistectomia laparoscópica convencional	Frequência	Percentagem
Sim	6	10.0%
Não	54	90.0%
Total	60	100.0%

Tabela 12 : Distribuição dos casos de colecistectomia por motivo de conversão para colecistectomia laparoscópica convencional

Motivo da conversão	Frequência	Percentagem
Adesão	4	6.7%
Hemorragia da artéria cística	2	3.3%
Nenhum	54	90.0%
Total	60	100.0%

Tabela 13 : Distribuição entre os casos de colecistectomia de - Retração do fundo do olho

Retração do fundo do útero	Frequência	Percentagem
Sim	8	13.3%
Não	52	86.7%
Total	60	100.0%

Tabela 14 : Distribuição dos casos de seroma na colecistectomia

Seroma	Frequência	Percentagem
Sim	2	3.3%
Não	58	96.7%
Total	60	100.0%

Tabela 15 : Distribuição entre os casos de colecistectomia de - Sépsis Umbilical

Sépsis umbilical	Frequência	Percentagem
Sim	2	3.3%
Não	58	96.7%
Total	60	100.0%

Tabela 16 : Distribuição entre os casos de colecistectomia de- Assistente de câmara

Assistente de câmara	Frequência	Percentagem
Cirurgião doméstico	33	55%
Registo	27	45%
Total	60	100.0%

Tabela 17: Estatísticas de diversas variáveis entre os casos de colecisiectomia (TULC).

Variáveis	Não.	Média	SD	Mediana	IQR*	Modo	Mínimo	Máximo
Idade (anos)	60	41.15	11.17	39.50	13.75	32.00	20.00	68.00
IMC (kg/m^2)	60	24.03	2.07	23.70	2.78	22.80	19.00	29.10
Tempo de funcionamento (min)	60	44.37	17.96	37.50	10.00	35.00	30.00	103.00
Perda de sangue (ml)	60	17.53	19.94	10.00	5.00	10.00	5.00	85.00
EVA 0 Dia	58	3.40	0.56	3.00	1.00	3.00	3.00	5.00
EVA 1 dia	60	2.18	0.43	2.00	0.00	2.00	2.00	4.00
VAS 7 dias	60	0.00	0.00	0.00	0.00	0.00	0.00	0.00
EVA 30 dias	60	0.00	0.00	0.00	0.00	0.00	0.00	0.00
Deambulação	60	4.40	0.94	4.00	0.00	4.00	4.00	8.00

(horas)								
POD de descarga	60	1.80	1.10	2.00	1.00	1.00	1.00	5.00
Acompanhamento (meses)	60	15.57	6.58	15.50	13.50	24.00	3.00	24.00
Tempo médio de ingestão de sólidos após a cirurgia (hr.)	60	5.65	1.54	5.00	1.00	5.00	5.00	12.00
Tempo médio de regresso à atividade normal (dias)	60	3.20	0.55	3.00	0.00	3.00	3.00	5.00
Tempo médio de trabalho (dias)	60	10.33	1.27	10.00	0.00	10.00	7.00	14.00
Íleo pós-operatório em dias	60	0.05	0.22	0.00	0.00	0.00	0.00	1.00

*IQR= Inter-Quartile Range - percentil 75th menos percentil 25th.

Resultados da amostra TULA:

O tempo operatório médio foi de 45,51 minutos (variação, 25-102). O tempo médio de alta hospitalar foi de 1,68 dias (variação, 1-7). Enquanto a maioria dos doentes (n=40) tinha apêndices retrocecais, 20 tinham apêndices pélvicos e 5 tinham apêndices paracecais. [Tabela 18] A taxa de conversão para a apendicectomia laparoscópica convencional de três portas foi de 10,8% (n=7/65). [Tabela 19] Três doentes tinham aderências periapendiculares intensas, 1 tinha hemorragia da artéria apendicular não controlada, 1 tinha queimadura electrocirúrgica inadvertida do ceco e 2 tinham apêndices perfurados com coleção de pus periapendicular. [Tabela 20] A queimadura cecal (uma lesão da víscera oca) foi suturada pela técnica de sutura intracorporal após conversão para a técnica convencional de 3 portas. Tivemos de converter 3,1% (n=2/65) dos doentes para apendicectomia aberta devido a dificuldades técnicas. [Tabela 21] Ambos eram retrocecais com aderências periapendiculares densas que poderiam ter impedido uma dissecção segura por laparoscopia. Nenhum dos restantes doentes necessitou de qualquer porta adicional. Não colocámos dreno abdominal em nenhum doente.

Dois doentes (3,07%) desenvolveram seroma umbilical que respondeu à linha de tratamento expetante. [Tabela 22] Dois doentes (3,07%) de um total de 65 desenvolveram sépsis umbilical. [Tabela 23] Recuperaram bem com um curso de antibióticos. Embora seja necessário um maior acompanhamento, até à data ninguém desenvolveu hérnia do local do porto. [Tabela 24] De acordo com a escala de classificação das cicatrizes, 80% (n=52) dos doentes estavam entusiasmados, 15,38% (n=10) estavam felizes. Ninguém ficou insatisfeito, mas 4,6% dos doentes não se preocuparam com o resultado estético. Relativamente ao assistente de câmara, 36 casos foram assistidos por técnicos de registo e 29 casos por cirurgiões da casa. [Tabela 25].

Todos os pacientes foram autorizados a comer alimentos sólidos 5,95 horas (intervalo, 4-8) após a cirurgia. Os doentes estavam em ambulatório numa média de 4,91 horas de pós-operatório (intervalo, 3-6). A média da Escala Visual Analógica (0-10) aplicada a todos os doentes nos dias 0, 1, 7 e 30 da cirurgia foi de 3,43 (intervalo, 3-4), 2,35 (intervalo, 2-3), 0 e 0, respetivamente. Os doentes tiveram alta após uma média de 1,68 dias (intervalo, 1-4). O tempo médio para retomar a atividade normal foi de 3,13 dias (intervalo, 2-5). [Tabela 26]

O seguimento mínimo registado para este estudo foi de 3 meses (para o último caso operado) e o máximo foi de 1 ano e 10 meses (para o primeiro caso operado).

Todos os dados demográficos e os resultados do estudo foram avaliados estatisticamente, tabulados e representados graficamente com a ajuda do software SPSS. Como o estudo foi observacional e não teve um braço de controlo, não foi possível utilizar um teste estatístico para a sua análise. No entanto, foram calculados e tabulados a média, a mediana, o desvio padrão e o intervalo interquartil (IQR).

Tabela 18 : Distribuição dos casos de apendicectomia por posição na USG

Posição da USG	Frequência	Percentagem
Paracecal	5	7.7%
Pélvico	20	30.8%
Retrocecal	40	61.5%
Total	65	100.0%

Tabela 19 : Distribuição entre os casos de apendicectomia de- Conversão para apendicectomia laparoscópica padrão

Conversão para apendicectomia laparoscópica convencional padrão	Frequência	Percentagem
Sim	7	10.8%
Não	58	89.2%
Total	65	100.0%

Tabela 20 : Distribuição dos casos de apendicectomia por motivo de conversão para apendicectomia laparoscópica convencional padrão

Motivo da conversão	Frequência	Percentagem
Adesão	3	4.6%
Hemorragia arterial	1	1.5%
Perfurado com recolha	2	3.1%
Queimadura de cecal	1	1.5%
Nenhum	58	89.2%
Total	65	100.0%

Tabela 21 : Distribuição dos casos de apendicectomia de- Conversão para apendicectomia aberta

Conversão em aberto	Frequência	Percentagem
Sim	2	3.1%
Não	63	96.9%
Total	65	100.0%

Tabela 22 : Distribuição dos casos de apendicectomia por seroma

Seroma	Frequência	Percentagem
Sim	2	3.1%
Não	63	96.9%
Total	65	100.0%

Tabela 23 : Distribuição dos casos de Apendicectomia por Sépsis Umbilical

Sépsis umbilical	Frequência	Percentagem
Sim	2	3.1%
Não	63	96.9%
Total	65	100.0%

Tabela 24 : Distribuição dos casos de apendicectomia por hérnia incisional

Hérnia incisional	Frequência	Percentagem
Não	65	100.0%

Quadro 25: Distribuição dos casos de apendicectomia de- Assistente de câmara

Assistente de câmara	Frequência	Percentagem
Cirurgião doméstico	29	44.6%
Registo	36	55.4%
Total	65	100.0%

Tabela 26: Estatísticas de diversas variáveis entre os casos de Apendicectomia (TULA).

Variáveis	Não.	Média	SD	Medi an	IQR*	Modo	Mini- mãe	Maxim um
Idade (anos)	65	35.46	13.31	36.00	25.00	21.00	13.00	57.00
IMC (kg/m	65	23.82	1.94	23.90	2.45	22.60	18.00	29.10
WBC	65	13152.15	3676.35	12600.00	4950.00	9000.00	6000.00	23000.00
Comprimento do USG (mm)	65	74.28	10.11	75.00	12.50	78.00	50.00	94.00
Diâmetro do USG (mm)	65	7.62	1.77	8.00	3.00	8.00	5.00	10.00
Tempo de funcionamento (min)	65	45.51	18.93	40.00	10.00	45.00	25.00	102.00
Perda de sangue (ml)	65	15.00	15.67	10.00	6.00	10.00	5.00	100.00
EVA 0 Dia	65	3.43	0.79	3.00	1.00	3.00	3.00	6.00
EVA 1 dia	65	2.35	0.78	2.00	0.00	2.00	2.00	5.00
VAS 7 dias	65	0.00	0.00	0.00	0.00	0.00	0.00	0.00
EVA 30 dias	65	0.00	0.00	0.00	0.00	0.00	0.00	0.00
Deambulação (horas)	65	4.91	1.34	5.00	1.00	4.00	4.00	10.00
POD de descarga	65	1.68	1.23	1.00	1.00	1.00	1.00	7.00
Acompanhamento (meses)	65	16.20	6.68	17.00	13.00	24.00	3.00	24.00
Tempo médio de ingestão de sólidos após a cirurgia (hr.)	60	5.95	1.57	6.00	1.00	5.00	3.00	12.00
Tempo médio para atividade normal (dias)	60	3.13	0.65	3.00	0.00	3.00	2.00	5.00

Tempo médio de trabalho (dias)	60	10.10	1.43	10.00	0.00	10.00	7.00	14.00
Íleo pós-operatório em dias	60	0.05	0.22	0.00	0.00	0.00	0.00	1.00

*IQR= Inter-Quartile Range - percentil 75th menos percentil 25th.

CAPÍTULO 6. DEBATE

Discussão:

Devido às vantagens óbvias associadas à cirurgia minimamente invasiva, como menos dor e recuperação mais rápida, no final da década de 1980, a CMLC multiportas foi rapidamente aceite como o padrão de ouro para o tratamento das doenças do cálculo biliar.[(2)-(66)-67] Uma vez que os benefícios de minimizar o trauma de acesso e, ao mesmo tempo, obter melhores resultados cosméticos sem comprometer a segurança foram ainda mais apreciados, os cirurgiões começaram a tentar diferentes técnicas para reduzir o número de portas. A invenção do final da década de 1990 - a cirurgia endoscópica trans-luminal de orifício natural (NOTES) - conseguiu reduzir o trauma do acesso abdominal para zero e resultou num abdómen verdadeiramente sem cicatrizes.[(1)-(2)-68] Embora melhores do ponto de vista estético, estas cirurgias têm uma curva de aprendizagem acentuada devido à ergonomia complexa, aos instrumentos longos e flexíveis com feedback tátil insignificante e, por último, mas não menos importante, ao elevado fator custo. Logicamente, a cirurgia laparoscópica trans-umbilical evoluiu para ser uma alternativa muito mais fácil para o utilizador e para o consumidor. A estética umbilical assemelhava-se quase à cirurgia do orifício natural. Sem risco de transgressão visceral, a cirurgia laparoscópica trans-umbilical de porta única foi considerada superior às cirurgias de orifício natural.[69,70]

Os relatórios que discutem a viabilidade da cirurgia laparoscópica transumbilical de porta única só atingiram o seu auge na última meia década, com uma miríade de modificações.[(71)-72] À semelhança da técnica aqui descrita, Sinha[40] relatou a colecistectomia SILS numa grande coorte de 240 doentes, utilizando instrumentos laparoscópicos de rotina inseridos através de uma incisão única no umbigo. A cirurgia laparoscópica trans-umbilical de porta única (quer seja efectuada com os sistemas de porta comercialmente disponíveis ou com os sistemas "caseiros", como as luvas cirúrgicas) implica a incisão da pele e da fáscia até 3,5 cm no umbigo.[(40)-73] A elevação do retalho cutâneo umbilical continua a ser um passo inevitável que é suscetível de contribuir para a formação de seromas sub-cutâneos e/ou necrose cutânea. Este facto pode resultar numa má cicatrização da ferida e em resultados cosméticos inferiores. Pelo contrário, a técnica de 3 mini incisões descrita neste estudo elimina este passo sem comprometer a segurança do procedimento.

A morbilidade, incluindo a infeção da ferida, a dor, a hemorragia e a lesão visceral, pode ser reduzida pela SILS. Para além disso, o resultado cosmético é melhorado por várias das técnicas mais recentes que utilizam incisões situadas no umbigo, de modo a que a cirurgia seja praticamente "sem cicatrizes".[4,(9)-(74)-75] No entanto, a técnica SILS tem várias limitações. Não se baseia na triangulação, que é um dos princípios fundamentais da cirurgia laparoscópica convencional, que permite uma exposição operatória adequada, mantendo uma posição ergonómica para o cirurgião e o assistente.[75] Consequentemente, o desafio técnico inerente que surge com a técnica SILS é a "visualização em linha", que pode comprometer a visão e o campo locomotor. Além disso, o "espaço do cotovelo" para o cirurgião é muito menor do que na cirurgia laparoscópica padrão.[74] O movimento da câmara resulta muitas vezes num movimento inadvertido do instrumento adjacente, o que pode dificultar até as tarefas mais simples. No entanto, a TULC e a TULA tentam contornar estas dificuldades técnicas, permitindo que a mão do cirurgião-câmara seja introduzida por baixo da mão esquerda do cirurgião-operador. Isto evita o choque extra-corporal entre as mãos e os instrumentos. Além disso, o comprimento intracorporal da porta da câmara é mantido superior ao da câmara dos instrumentos de trabalho. Isto ajuda ainda mais a dissociação das mãos do cirurgião com as do operador da câmara, adquirindo assim o "espaço para os cotovelos" necessário.

Outras dificuldades práticas no procedimento SILS incluem os problemas na manutenção do pneumoperitoneu e como libertar o fumo electrocirúrgico.[74,75] Para resolver esta dificuldade, são utilizadas duas cânulas de plástico roscadas como portas de trabalho. Isto fixa a sua posição em dois locais - um na entrada da pele e outro na entrada fascial. Esta fixação em dois pontos dos trocartes de trabalho facilita não só a prevenção dos movimentos indesejáveis de vaivém dos trocartes, mas também ajuda a prevenir a perda de pneumoperitoneu, uma vez que sela as áreas de fuga peri-canular. Embora os nossos 5 casos iniciais tenham tido dificuldade em manter o peumoperitoneu, os restantes casos não registaram qualquer perda do peumoperitoneu.

Os problemas com o SILS são, portanto, duplos: o desafio técnico apresentado pelo procedimento e a capacidade e vontade do cirurgião de se adaptar a ele. Estas dificuldades são susceptíveis de melhorar com o tempo e com o aumento da experiência, juntamente com a introdução de novos equipamentos especializados, incluindo portas multi-lúmen, escopos angulados, instrumentos articulados e instrumentos de comprimento variável.[(74)-75] Além disso, ao contrário da técnica descrita neste estudo, a técnica SILS utiliza porta que é descartável, o que tende a aumentar o custo global da cirurgia.

Outra técnica simples e fácil de aprender aqui utilizada foi a utilização da agulha de porta de fecho padrão para retrair a vesícula biliar quando necessário. Esta técnica reflecte a quarta porta retrátil da CMLC, que permite manobras dinâmicas multidireccionais da vesícula biliar para alcançar a "visão crítica de segurança" de Strasberg e Soper.[76] A incidência de lesão da via biliar é alegadamente maior na colecistectomia SILS (0,72%)[77] do que na CMLC (0,4%-0,5%).[78] Um dos factores responsáveis por este facto parece ser a exposição subóptima do triângulo cisto-hepático devido à falta de retracções independentes do fundo da vesícula biliar e do infundíbulo, especialmente no caso do fundo "floppy" / fígado grande que se sobrepõe à árvore biliar extra-hepática.[79] Estão descritos vários métodos inovadores para a tração da vesícula biliar.[78,80,81] No entanto, ou não têm a capacidade de manipulação dinâmica multidirecional ou são dispendiosos. A técnica descrita aqui segue os princípios da "tração em dois pontos" para a exposição segura do triângulo de Calot e tem o potencial de reduzir a incidência de lesão do ducto biliar. Além disso, ajuda a ter uma clipagem perpendicular do ducto cístico em vez de tangencial - um passo importante para minimizar o vazamento de bile no pós-operatório.[79] Como a parede da vesícula biliar não é atravessada pela agulha, isso não viola os princípios cirúrgicos básicos.[79] Além disso, o local de entrada cutânea da agulha também pode ser usado para um mini-laparoscópio para visualizar as aderências umbilicais (se houver) antes da portagem. Um pequeno tubo de drenagem também pode ser inserido através dele, se necessário. No entanto, deve ter-se o máximo cuidado ao manobrá-lo em diferentes direcções, uma vez que um movimento negligente pode traumatizar o diafragma ou outras vísceras. Além disso, no caso de um fígado grande, deve evitar-se a tração forçada e optar-se por um trocar adicional de 5 mm. As razões prováveis para a ausência de lesões das vias biliares nesta amostra do TULC podem ser:

1. Apenas os casos simples e diretos com estruturas claramente definíveis do triângulo de Calot foram selecionados para esta amostra.

2. A técnica de retração da vesícula biliar com agulha de fecho de porta facilitou as dificuldades técnicas nos doentes em que foi utilizada.

3. As "dissecções de ensaio" foram evitadas e o limiar de conversão foi baixo nos doentes que necessitaram de conversão para a CMLC.

4. Uma porta epigástrica foi adicionada sempre que a dissecção segura do triângulo de Calot estava em dúvida.

5. A transfixação do ducto cístico foi utilizada sempre que a sua clipagem era insegura.

6. A coorte de pacientes nesta amostra era pequena; portanto, é difícil comentar sobre a verdadeira incidência da lesão do ducto biliar.

7. A duração do acompanhamento é curta, especialmente na segunda metade dos casos. Assim, as lesões das vias biliares que se apresentam tardiamente não puderam ser avaliadas corretamente.

A hérnia incisional umbilical continua a ser uma questão importante no contexto do acesso umbilical. Consideramos que *todas as* três punções fasciais dos orifícios devem ser meticulosamente fechadas sob visão, uma vez que as três incisões estreitamente colocadas na cicatriz umbilical podem enfraquecê-la e torná-la suscetível de hérnia incisional. Embora os casos aqui discutidos necessitem de mais acompanhamento a longo prazo, nenhum dos nossos doentes desenvolveu, até à data, herniação do local do porto. O encerramento do orifício sob visão direta aumenta ainda mais a segurança.

A sepse umbilical na cirurgia laparoscópica trans-umbilical de porta única é relatada na faixa de 0 a 14%.[82] Tivemos 4 pacientes (3,2%) do nosso estudo que desenvolveram sepse umbilical. Todos eles recuperaram completamente com antibiótico. É aconselhável a utilização de endobags em todas as extracções da vesícula biliar.[83] Este passo reduz potencialmente a contaminação umbilical. Além disso, todos os doentes foram submetidos a uma limpeza meticulosa do umbigo com clorhexidina no pré-operatório. Provavelmente, este passo adicional ajudou-nos a manter um controlo da taxa de sépsis umbilical.

As taxas de conversão relatadas na literatura são de 0-24% para a colecistectomia laparoscópica trans-umbilical de porta única.[(47)-82] Na nossa série foi de 10% para a TULC e 10,8% para a TULA. Entretanto, 3,1% dos pacientes da amostra TULA foram convertidos para apendicectomia aberta. No entanto, tendo em vista a segurança do doente, devemos manter um limiar muito baixo para a conversão para a laparoscopia multiportas standard ou para a cirurgia aberta.[(82)-84] Na amostra de TULC da nossa série, as aderências pericolecíticas intensas e a hemorragia da artéria cística não controlada foram os motivos da conversão. Na amostra de TULA, as aderências peri-apendiculares intensas foram responsáveis pela conversão. Assim, é seguro optar por um CMLC upfront e evitar o uso desta técnica nas seguintes circunstâncias:

a. Os cenários relacionados com os doentes, tais como colecistite aguda, vesícula biliar gangrenosa, ataques recorrentes de colecistite (em que são esperadas aderências pericolecíticas intensas), anatomia biliar ambígua e suspeita de fístulas biliares.

b. Os factores relacionados com o cirurgião, como a falta de familiaridade com os equipamentos laparoscópicos e as competências laparoscópicas.

Blinman discutiu elegantemente a relação entre a tensão (e, consequentemente, a dor) no local da incisão e os comprimentos da incisão - a tensão é diretamente proporcional ao quadrado dos comprimentos das incisões e não à adição dos comprimentos.[85] Assim, a quantidade total de tensão produzida pela nossa técnica é estimada em $(11\ mm+6\ mm+6\ mm)^2 = 529$ unidades. E, a produzida pela cirurgia de porta única infligindo uma incisão umbilical de 35 mm seria $(35\ mm)^2 = 1225$ unidades. Por conseguinte, é fácil perceber que a dor produzida no local da incisão no TULC seria muito menor do que na cirurgia de incisão única. Além disso, a dor produzida nos locais das portas pós-CMLC na nossa série ascendeu a $(11mm+11mm+6mm+6mm)^2 = 1156$ unidades. Este valor é mais do dobro do calculado na TULC. Assim, explica-se porque é que os resultados da dor nos dias 0 e 7 foram favoráveis. Embora se possa sugerir a oferta de três orifícios de 5 mm e um orifício de 10 mm durante a CMLC, a tensão nos locais dos orifícios (e, por conseguinte, a dor) continuaria a ser mais elevada na CMLC [$(11\ mm+6\ mm+6\ mm+6\ mm)^2 = 841$ unidades] do que na TULC. Apenas se adicionarmos uma porta extra no hipocôndrio direito, a tensão nos locais das portas seria igual. Para além disso, podemos perceber, a partir dos cálculos acima, que a dor produzida nos locais de incisão é maior na técnica SILS do que na CMLC de 4 portas.

No entanto, esta técnica tem algumas limitações, nomeadamente

1. Embora possa ser tecnicamente mais simples num umbigo largo, um umbigo estreito ou tipo "fenda" pode representar um verdadeiro desafio. De facto, consideramos que se deve manter um limiar muito baixo para a conversão para CMLC nestes casos.

2. Se não forem colocados de forma precisa e estratégica, os orifícios podem ficar muito próximos uns dos outros, provocando choques extra-corporais devido ao facto de os orifícios ficarem "em cima" uns dos outros.

3. Ao contrário da CMLC, esta técnica coloca o laparoscópio e os instrumentos "em linha" uns com os outros; isto pode aumentar a dificuldade na ergonomia laparoscópica e merece mais treino para obter resultados compatíveis.

4. A rigidez dos instrumentos pode limitar os graus de liberdade nas suas pontas e, por conseguinte, reduzir a capacidade de manobra.

5. Se as trajectórias peritoneais dos orifícios não forem colocadas afastadas umas das outras (tal como descrito na secção "técnica"), pode acontecer que os instrumentos fiquem paralelos uns aos outros, o que dificulta a dissecção.

6. Tal como mencionado na secção "técnica", se os comprimentos intracorporal vs extracorporal não forem mantidos conforme discutido, o cirurgião fica com graus de liberdade extremamente limitados

para os movimentos da mão.

7. Requer uma coordenação precisa entre o cirurgião e o suporte da câmara.

Uma meta-análise recente de 13 ensaios aleatorizados (incluindo 923 doentes) que estudaram comparações entre a colecistectomia laparoscópica de incisão única e a colecistectomia convencional relatou uma maior taxa de insucesso, tempo operatório e perda de sangue com a primeira.[86] As duas abordagens foram consideradas comparáveis em termos de conversão para cirurgia aberta, duração do internamento hospitalar, dor pós-operatória, infecções no local da porta ou hérnias. Os resultados cosméticos foram melhores para a primeira, especialmente quando portas de 10 mm foram usadas na segunda. No entanto, temos de afirmar neste ponto que a única semelhança entre a TULC e a colecistectomia laparoscópica de incisão única é o próprio local de acesso (ou seja, o umbigo). O resto dos elementos desta técnica (como o número, a colocação e o tamanho das incisões, os instrumentos utilizados, a ergonomia, etc.) diferem largamente. Tende a amalgamar o local operatório (umbigo) da colecistectomia laparoscópica de incisão única e a instrumentação com as técnicas operatórias do padrão-ouro - a CMLC.

Uma técnica semelhante descrita na literatura utilizou todas as portas de 5 mm e juntou-as para a extração de espécimes.[87] No entanto, pensamos que o laparoscópio de 10 mm deve ser utilizado desde o início da cirurgia, uma vez que proporciona uma visão muito mais brilhante, clara e ampla com alta resolução. Além disso, pode ser utilizado para a aplicação de clipes de 10 mm (para os canais císticos largos) e extração de amostras.

No entanto, o tempo operatório médio neste estudo parece ser superior. Este facto é atribuível à nossa fase de aprendizagem durante os casos iniciais. A nossa curva de aprendizagem para esta técnica foi de 15 casos para colecistectomia e apendicectomia cada. Se as limitações discutidas acima forem precisamente atendidas, o tempo operatório melhora gradualmente com o aumento da experiência.

No entanto, este estudo apresenta algumas falhas:

1. A dimensão da amostra da população estudada é pequena.

2. Trata-se apenas de uma experiência num único centro. Para uma maior aceitação, é necessária uma experiência multicêntrica que envolva equipas cirúrgicas com conhecimentos laparoscópicos diversos.

3. A duração do acompanhamento é curta para comentar a verdadeira incidência de complicações potencialmente mórbidas como a lesão da via biliar e a hérnia incisional.

4. Os critérios de seleção foram limitados aos casos simples sob a forma de patologias da vesícula biliar, comorbilidades médicas e cirurgias anteriores.

5. Não foi efectuada uma análise detalhada dos custos e uma avaliação da curva de aprendizagem do procedimento.

6. Não existe uma avaliação objetiva dos resultados cosméticos.

No entanto, uma vez que foram utilizados os instrumentos laparoscópicos de rotina, o tempo de internamento foi curto e não se registaram complicações de maior, a técnica descrita neste estudo pode tornar-se uma opção cirúrgica mais barata, mas compatível com a cirurgia transumbilical, para doentes dos países em desenvolvimento, onde os recursos cirúrgicos e os conhecimentos especializados podem ser limitados.

CAPÍTULO 7. CONCLUSÕES

Conclusões:

1. A colecistectomia e a apendicectomia por método laparoscópico trans-umbilical de 3 mini-incisões são viáveis.

2. Esta técnica parece ser segura e eficaz no que diz respeito às medidas de resultados primários, como as complicações perioperatórias e as pontuações de dor pós-operatória.

3. As medidas secundárias, como os resultados cosméticos e a duração do internamento hospitalar, têm resultados favoráveis. No entanto, o tempo operatório parece mais longo.

4. Esta técnica deve ser utilizada seletivamente apenas em casos simples e sem complicações.

5. Tem a capacidade de reduzir o custo global da cirurgia trans-umbilical.

6. É necessário um acompanhamento a longo prazo para comentar a verdadeira taxa de herniação do local do porto.

7. É necessária uma comparação prospetiva entre esta técnica e a colecistectomia e apendicectomia laparoscópicas multiportas convencionais numa coorte alargada antes de se tirarem conclusões definitivas. Até lá, não pode ser recomendada para uso rotineiro.

BIBLIOGRAFIA

REFERÊNCIAS:

1. Kagaya T. Colecistectomia laparoscópica através de duas portas, utilizando o sistema "Twin-Port". J Hepatobiliary Pancreat Surg. 2001; 8(1):76-80.

2. Trichak S. Colecistectomia de 3 portas v/s 4 portas. Surg Endosc. 2003 Sep;17(9): 1434-6.

3. Yaghoubian A, Kaji AH, Lee SL. Apendicectomia laparoscópica versus aberta: análise de resultados. Am Surg. 2012 Oct;78(10):1083-6.

4. Filipovic-Cugura J, Kirac I, Kulis T, Jankovic J, Bekavac-Beslin M. Single-incision laparoscopic surgery (SILS) for totally extraperitoneal (TEP) inguinal hernia repair: first case. Surg Endosc. 2009 Apr;23(4):920-921. doi: 10.1007/s00464-008-0318-x. Epub 2009 Jan 27.

5. Vidal O, Valentini M, Ginestà C, Marti J, Espert JJ, Benarroch G, Garcia-Valdecasas JC. Apendicectomia por cirurgia laparoscópica num único local. Surg Endosc. 2010 Mar;24(3):686-691. doi: 10.1007/s00464-009-0661-6. Epub 2009 Aug 19.

6. Saba SC, Curcillo PG. Cirurgia de acesso por porta única (SPA): afastador hepático intracorpóreo para miotomia de Heller SPA. Surg Endosc. 2008;22(Suppl 1): S285.

7. Hirano D, Minei S, Yamaguchi K, Yoshikawa T, Hachiya T, Yoshida T, Ishida H, Takimoto Y, Saitoh T, Kiyotaki S, Okada K. Adrenalectomia retroperitoneoscópica para tumores da suprarrenal através de uma única porta grande. J Endourol. 2005 Sep;19(7): 788-792.

8. Remzi FH, Kirat HT, Kaouk JH, Geisler DP. Single-port laparoscopy in colorectal surgery. Colorectal Dis. 2008 Dec; 10(8): 823-826. doi: 10.1111/j.1463- 1318.2008.01660.x. Epub 2008 Aug 5.

9. Leroy J, Cahill RA, Peretta S, Marescaux J. Sigmoidectomia de porta única num modelo experimental com sobrevivência. Surg Innov. 2008;15(4):260-265.doi: 10.1177/1553350608324509. Epub 2008 Sep 19.

10. Nguyen NT, Hinojosa MW, Smith BR, Reavis KM. Incisão laparoscópica única cirurgia transabdominal (SLIT) - banda gástrica ajustável: uma nova abordagem cirúrgica minimamente invasiva. Obes Surg. 2008 Dec;18(12):1,628-1,631. doi: 10.1007/s11695-008- 9705-6. Epub 2008 Oct 2.

11. Saber AA, Elgamal MH, Itawi EA, Rao AJ. Gastrectomia de manga laparoscópica de incisão única (SILS): uma nova técnica. Obes Surg. 2008 Oct;18(10):1,338-1,342. doi: 10.1007/s11695-008-9646-0. Epub 2008 Aug 8.

12. Targarona EM, Lima MB, Balague C, Trias M. Single-port splenectomy: current update and controversies. J Minim Access Surg. 2011 Jan;7:61-64. doi: 10.4103/09729941.72383.

13. Rosin D. História. Em Medicina e Cirurgia de Acesso Mínimo. Rosin D, editor. Oxford: Radcliffe Medical Press; 1993. pp. 1-9.

14. Gorden A. A história e o desenvolvimento da cirurgia endoscópica. Em Endoscopic Surgery for Gynaecologists. Sutton C, Diamond MP, editores. Londres: Saunders; 1993. pp. 3-7.

15. Bozzini, P.H.: Lichtleiter, eine Erfindung zur Anschauung innerer Teile und Krankheiten. J. Prak. Heilk. 1806;24:107.

16. Desormeaux AJ. Endoscópio e sua aplicação ao diagnóstico e tratamento de afecções das vias geniturinárias. Chicago Med. J. 1867.

17. Nitze M. Beobachtung-und Untersuchungsmethode fur Harnohre, Harnblase und Rectum. Wien. Med. Wochenschr. 1879;29:649.

18. Dameword M.D. History of the development of gynecologic endoscopic surgery (História do desenvolvimento da cirurgia endoscópica ginecológica). Em Practical Manual of Operative Laparoscopy and Hysteroscopy (Manual Prático de Laparoscopia Operatória e Histeroscopia). Azziz R, Murply AA, editores. New York: Springer-Verlag; 1992. pp. 7-14.

19. Filipi CJ, Fitzgibbons RJ, Salerno GM. Historical review: diagnostic laparoscopy to

laparoscopic cholecystectomy and beyond. Em Surgical Laparoscopy. Zucker KA, editor. St. Louis: Quality Medical Publishing; 1991. pp. 3-21.

20. Kelling G. Uber Oesophagokopie, Gastroskopie und Kolioskopie. München Med. Wochenschr. 1902;49:21.

21. Cuschieri A, Buess G. Introdução e aspectos históricos. Em Operative Manual of Endoscopic Surgery. Cuschieri A, Buess G, Perissat J, editores. Berlin: Springer-Verlang; 1992. pp. 1-5.

22. Jacobaeus HC. Kurze Übersicht uber meine Erfahrungen mit der Laparothorakoskopie. Munchen Med. Wochenschr. 1911;58:2017.

23. Dicionário Médico Ilustrado de Churchill. Nova Iorque: Churchill Livingstone; 1989. pp. 1008, 1690.

24. Zollikofer R. Zur Laparoskopie. Schweiz. Med. Wochenschr. 1924;54:264.

25. Veress J. Neues Instrument zur Ausfuhrung von Brust-Punktmonen und Pneumothorax Behandlung. Dtsch. Med. Wochenschr. 1938;64:1480.

26. Hopkins HH. Sobre a teoria da difração de imagens ópticas. Proc.Soc. Lond. 1953;A217:408.

27. Semm K. O pneumoperitoneu com CO2. Em Endoslopie-Methoden. Ergebnisse L, Demling R, Ottenjann, editores. Munique: Banaschewski; 1967. pp. 167.

28. Semm K. Tissue-puncher e loop-ligation: novos auxiliares para a pelviscopia terapêutica cirúrgica (laparoscopia): cirurgia endoscópica intra-abdominal. Endoscopia. 1978;10:119.

29. Hasson H.M. Open laparoscopy vs closed laparoscopy: a comparison of complication rates. Adv. Planeamento Familiar. 1978;13:41.

30. Berci G. História da cirurgia endoscópica. Em Endoscopic Surgery. Greene FL, Ponsky JL, editores. Philadelphia: Saunders; 1994. pp. 1-5.

31. Muhe E. Die erste Cholecystectomy durch das Laparoskope. Langenbecks Arch. Chir.1986;369:804.

32. Dubois F, Berthelot G, Levard H. Colecistectomia por celioscopia. Nouv. Presse Med. 1989;18:980.

33. Gotz F, Pier A, Schippers E, Schumpelick V. A história da laparoscopia. Em Color Atlas of Laparoscopic Surgery. Gotz F, Pier A, Schippers E, Schumpelick V, editores. New York: Thieme; 1993. pp. 3-5.

34. Wheeless CR. Um método rápido, económico e eficaz de esterilização cirúrgica por laparoscopia. J Reprod Med. 1969;3(5):65-9.

35. Thompson B, Wheeless RC. Esterilização ambulatorial por laparoscopia. Um relatório de 666 pacientes. Obstet Gynecol. 1971 Dec;38(6):912-5.

36. Pelosi MA, Pelosi MA. 3ª Apendicectomia laparoscópica utilizando uma única punção umbilical (minilaparoscopia). J Reprod Med. 1992 Jul;37(7):588-94.

37. D'Alessio A, Piro E, Tadini B, Beretta F. Apendicectomia laparoscópica assistida por laparoscopia transumbilical em crianças: a nossa experiência. Eur J Pediatr Surg. 2002 Feb;12(1):24-7.

38. Navarra G, Pozza E, Occhionorelli S, Carcoforo P, Donini I. Colecistectomia laparoscópica de ferida única. Br J Surg. 1997 maio;84(5):695.

39. Piskun G, Rajpal S. Transumbilical laparoscopic cholecystectomy utilizes no incisions outside the umbilicus. J Laparoendoscopic Adv Surg Tech A. 1999 Aug;9(4):361-4.

40. Sinha R. Transumbilical single-incision laparoscopic cholecystectomy with conventional instruments and ports: the way forward? J Laparoendosc Adv Surg Tech A. 2011 Jul- Ago;21(6):497-503. doi: 10.1089/lap.2010.0435.

41. Romanelli JR, Roshek TB, 3º, Lynn DC, Earle DB. Colecistectomia laparoscópica de porta única: experiência inicial. Surg Endosc. 2010 Jun;24(6):1374-9. doi: 10.1007/s00464-009-0781-z. Epub 2009 Dec 29.

42. Navarra G, La Malfa G, Bartolotta G, Curro G. A colecistectomia invisível: uma forma diferente. Surg Endosc. 2008 Sep;22(9):2103. doi: 10.1007/s00464-008-9960-6. Epub 2008 Jun 5.

43. Love KM, Durham CA, Meara MP, Mays AC, Bower CE. Colecistectomia laparoscópica de incisão única : uma comparação de custos. Surg Endosc. 2011 May;25(5):1553-8. doi: 10.1007/s00464-010-1433-z. Epub 2010 Oct 26.

44. Langwieler TE, Nimmesgern T, Back M. Acesso de porta única em colecistectomia laparoscópica. Surg Endosc. 2009;23:1,138-1,141.

45. Hong TH, You YK, Lee KH. Colecistectomia laparoscópica transumbilical de porta única: colecistectomia sem cicatriz. Surg Endosc. 2009;23:1,393-1,397.

46. Tsimoyiannis EC, Tsimogiannis KE, Pappas-Gogos G, Farantos C, Benetatos N, Mavridou P, Manataki A. Different pain scores in single transumbilical incision laparoscopic cholecystectomy versus classic laparoscopic cholecystectomy: a randomized controlled trial. Surg Endosc. 2010;24:1,842-1,848.

47. Curcillo PG 2nd, Wu AS, Podolsky ER, Graybeal C, Katkhouda N, Saenz A, Dunham R, Fendley S, Neff M, Copper C, Bessler M, Gumbs AA, Norton M, lannelli A, Mason R, Moazzez A, Cohen L, Mouhlas A, Poor A. Single-port-access (SPA) cholecystectomy: a multi-institutional report of the first 297 cases. Surg Endosc. 2010 Aug;24(8):1,854- 1,860. doi: 10.1007/s00464-009-0856-x. Epub 2010 Feb 5.

48. Erbella J Jr, Bunch GM. Colecistectomia laparoscópica de incisão única: os primeiros 100 pacientes ambulatoriais. Surg Endosc. 2010 Aug; 24(8):1,958-1,961. doi: 10.1007/s00464-010-0886-4. Epub 2010 Jan 29.

49. Markar SR, Karthikesalingam A, Thrumurthy S, Muirhead L, Kinross J, Paraskeva P. Single-incision laparoscopic surgery (SILS) vs. conventional multiport cholecystectomy: systematic review and meta-analysis. Surg Endosc. 2012 May;26(5):1205-1213. doi: 10.1007/s00464-011-2051-0. Epub 2011 Dec 16.

50. Aprea G, Coppola Bottazzi E, Guida F, Masone S, Persico G. Laparoendoscopic single site (LESS) versus classic videolaparoscopic cholecystectomy: a randomized prospective study. J Surg Res. 2011 Apr;166(2):e109-e112. doi: 10.1016/j.jss.2010.11.885. Epub 2010 Dec 22.

51. Asakuma M, Hayashi M, Komeda K, Shimizu T, Hirokawa F, Miyamoto Y, Okuda J, Tanigawa N. Impact of single-port cholecystectomy on postoperative pain. Br J Surg. 2011 Jul;98(7):991-995. doi: 10.1002/bjs.7486. Epub 2011 Apr 27.

52. Ma J, Cassera MA, Spaun GO, Hammill CW, Hansen PD, Aliabadi-Wahle S. Ensaio aleatório controlado que compara colecistectomia laparoscópica de porta única e colecistectomia laparoscópica de quatro portas. Ann Surg. 2011 Jul;254(1):22-27. doi: 10.1097/SLA.0b013e3182192f89.

53. Lee PC, Lo C, Lai PS, Chang JJ, Huang SJ, Lin MT, Lee PH. Ensaio clínico aleatório de colecistectomia laparoscópica de incisão única versus colecistectomia minilaparoscópica. Br J Surg. 2010 Jul;97(7):1007-1012.

54. Lirici MM, Califano AD, Angelini P, Corcione F. Colecistectomia laparoendoscópica de sítio único versus colecistectomia laparoscópica padrão: resultados de um estudo piloto randomizado. Am J Surg. 2011 Jul;202(1):45-52. doi: 10.1016/j.amjsurg.2010.06.019. Epub 2011 May 19.

55. Marks J, Tacchino R, Roberts K, Onders R, Denoto G, Paraskeva P, Rivas H, Soper N, Rosemurgy A, Shah S. Estudo prospetivo controlado e aleatório de colecistectomia laparoscópica tradicional versus colecistectomia laparoscópica de incisão única: relatório de dados preliminares. Am J Surg. 2011;201(3):369-372 (discussão 372-373).

56. Garg P, Thakur JD, Garg M, Menon GR. Single-Incision Laparoscopic Cholecystectomy vs. Conventional Laparoscopic Cholecystectomy: a Meta-analysis of Randomized Controlled Trials J Gastrointest Surg. 2012 Aug;16(8):1618-1628. doi: 10.1007/s11605- 012-1906-6. Epub 2012 maio 12.

57. Pisanu A, Reccia I, Porceddu G, Uccheddu A. Meta-análise de estudos prospectivos

randomizados comparando colecistectomia laparoscópica de incisão única (SILC) e colecistectomia laparoscópica multiportas convencional (CMLC). J Gastrointest Surg. 2012 Sep;16:1790-1801. doi: 10.1007/s11605-012-1956-9. Epub 2012 Jul 6.

58. Chouillard E, Dache A, Torcivia A, Helmy N, Ruseykin I, Gumbs A. Single-incision laparoscopic appendectomy for acute appendicitis: a preliminary experience. Surg Endosc. 2010 Aug;24(8): 1.861-1.865. doi: 10.1007/s00464-009-0860-1. Epub 2010 Jan 28.

59. Park JH, Hyun KH, Park CH, Choi SY, Choi WH, Kim DJ, Lee S, Kim JS. Laparoscopic vs transumbilical single-port laparoscopic appendectomy; results of prospective randomized trial. J Korean Surg Soc. 2010;78:213-218.

60. Kang J, Bae BN, Gwak G, Park I, Cho H, Yang K, Kim KW, Han S, Kim HJ, Kim YD. Comparative Study of a Single-Incision Laparoscopic and a Conventional Laparoscopic Appendectomy for the Treatment of Acute Appendicitis. J Korean Soc Coloproctol. 2012 Dec;28(6):304-308. doi: 10.3393/jksc.2012.28.6.304. Epub 2012 Dec 31.

61. Teoh AY, Chiu PW, Wong TC, Wong SK, Lai PB, Ng EK. A case-controlled comparison of single-site access versus conventional three-port laparoscopic appendectomy. Surg Endosc. 2011 May;25(5):1415-9. doi: 10.1007/s00464-010-1406-2. Epub 2010 Oct 23.

62. Kim HO, Yoo CH, Lee SR, Son BH, Park YL, Shin JH, Kim H, Han WK. Dor após apendicectomia laparoscópica: uma comparação entre a cirurgia transumbilical de porta única e a cirurgia laparoscópica convencional. J Korean Surg Soc. 2012 Mar;82(3):172-8. doi: 10.4174/jkss.2012.82.3.172. Epub 2012 Feb 27.

63. Mayer S, Werner A, Wachowiak R, Buehligen U, Boehm R, Geyer C, Till H. Singleincision multiport laparoscopy does not cause more pain than conventional laparoscopy: a prospective evaluation in children undergoing appendectomy. J Laparoendosc Adv Surg Tech A. 2011 Oct;21(8):753-6. doi: 10.1089/lap.2011.0131. Epub 2011 Jul 21.

64. Amos SE, Shuo-Dong W, Fan Y, Tian Y, Chen CC. Apendicectomia laparoscópica de incisão única versus apendicectomia laparoscópica convencional de três incisões: uma experiência num único centro. Surg Today. 2012 Jun;42(6):542-6. doi: 10.1007/s00595-011-0110-8. Epub 2012 Jan 5.

65. Park J, Kwak H, Kim SG, Lee S. Apendicectomia laparoscópica de porta única: comparação com apendicectomia laparoscópica convencional. J Laparoendosc Adv Surg Tech A. 2012 Mar;22(2):142-5. doi: 10.1089/lap.2011.0253. Epub 2011 Dec 6.

66. Gagner M, Garcia-Ruiz A. Aspectos técnicos da cirurgia abdominal minimamente invasiva realizada com instrumentos agulhados. Surg Laparosc Endosc. 1998 Jun; 8(3):171-9.

67. Purkayastha S, Tilney HS, Georgiou P, Athanasiou T, Tekkis PP, Darzi AW. Laparoscopic cholecystectomy versus minilaparotomy cholecystectomy: a metaanalysis of randomized control trials. Surg Endosc. 2007 Aug; 21(8):1294-1300. Epub 2007 May 22.

68. Kalloo AN, Singh VK, Jagannath SB, Niiyama H, Hill SL, Vaughn CA, Magee CA, Kantsevoy SV. Flexible transgastric peritoneoscopy: a novel approach to diagnostic and therapeutic interventions in the peritoneal cavity. Gastrointest Endosc. 2004 Jul;60(1):114-7.

69. Gettman MT, Blute ML. Transvesical peritoneoscopy: initial clinical evaluation of the bladder as a portal for natural orifice transluminal endoscopic surgery. Mayo Clin Proc. 2007 Jul; 82(7):843-845.

70. Raman JD, Cadeddu JA, Rao P, Rane A. Single-incision laparoscopic surgery: initial urological experience and comparison with natural orifice transluminal endoscopic surgery (Cirurgia laparoscópica de incisão única: experiência urológica inicial e comparação com cirurgia endoscópica transluminal de orifício natural). BJU Int. 2008 Jun;101(12):1493-1496. doi: 10.1111/j.1464-410X.2008.07586.x. Epub 2008 Mar 5.

71. Erbella J Jr., Bunch GM. "Colecistectomia laparoscópica de incisão única: os primeiros 100 pacientes ambulatoriais". Surg Endosc. 2010 Aug; 24(8):1958-1961. doi: 10.1007/s00464-010-0886-4. Epub 2010 Jan 29.

72. Bokobza B, Valverde A, Magne E, Delaby J, Rubay R, Bellouard A, Dabrowski A, Framery D, Desfachelle JP, Prieur E, Hauters P. "Colecistectomia laparoscópica de incisão umbilical única: experiência inicial do Clube Coelio". J Visc Surgery. 2010 Aug;147(4):e253-e257. doi:10.1016/j.jviscsurg.2010 07.012.

73. Adachi T, Okamoto T, Ono S, Kanematsu T, Kuroki T. Progresso técnico na colecistectomia laparoscópica de incisão única na nossa experiência inicial. Minim Invasive Surg. 2011;2011:972647. doi: 10.1155/2011/972647. Epub 2011 Apr 26.

74. Romanelli JR, Earle DB. Cirurgia laparoscópica de porta única: uma visão geral. Surg Endosc. 2009;23:1,419-1,427.

75. Chamberlain RS, Sakpal SV. A comprehensive review of single-incision laparoscopic surgery (SILS) and natural orifice transluminal endoscopic surgery (NOTES) techniques for cholecystectomy. J Gastrointest Surg. 2009 Sep;13(9):1,733-1,740. doi: 10.1007/s11605-009-0902-y. Epub 2009 May 2.

76. Jategaonkar PA, Yadav SP. Espelhar a retração dinâmica da vesícula biliar da colecistectomia laparoscópica convencional na abordagem trans-umbilical - uma técnica simples. Ann R Coll Surg Eng. A ser lançado.

77. Garg P, Thakur JD, Singh I, Nain N, Mittal G, Gupta V. A prospective controlled trial comparing single-incision and conventional laparoscopic cholecystectomy: caution before damage control. Surg Laparosc Endosc Percutan Tech. 2012 Jun;22(3):220-5.

78. Joseph M, Phillips MR, Farrell TM, Rupp CC. Single Incision Laparoscopic Cholecystectomy Is Associated With a Higher Bile Duct Injury Rate: Uma revisão e uma palavra de cautela. Ann Surg. 2012 Jul;256(1):1-6. doi: 10.1097/SLA.0b013e3182583fde.

79. Podolsky ER, Curcillo PG II. Cirurgia com porta reduzida: Preservação da visão crítica na colecistectomia de acesso por porta única. Surg Endosc. 2010 Dec;24(12):3038-3043. doi: 10.1007/s00464-010-1081-3. Epub 2010 May 13.

80. Reibetanz J, Wierlemann A, Germer CT, Krajinovic K. Uma nova técnica para a retração fundal da vesícula biliar na colecistectomia de porta única. J Laparoendosc Adv Surg Tech A. 2011 Jun;21(5):427-9. doi: 10.1089/lap.2010.0487. Epub 2011 May 11.

81. Raman JD, Scott DJ, Cadeddu JA. Role of magnetic anchors during laparoendoscopic single site surgery and notes (Papel das âncoras magnéticas durante a cirurgia laparoendoscópica de sítio único e notas). J Endourol. 2009 May;23(5):781-786. doi: 10.1089/end.2008.0033.

82. Azeez Kamran Ahmed, Tim T. Wang, Vanash M. Patel, Kamal Nagpal, James Clark, Mariam Ali, Samer Deeba, Hutan Ashrafian, Ara Darzi, Thanos Athanasiou, Paraskevas Paraskeva. O papel da cirurgia laparoscópica de incisão única na cirurgia abdominal e pélvica: uma revisão sistemática. Surg Endosc. 2011;25:378-396.

83. Palanivelu C, Jategaonkar PA, Rangarajan M, Srikanth B. 'Pseudo'colelitíase: Sequelae of Minimally Invasive Cholecystectomy with maximum surprise-An unusual case. Endoscopy. 2009;41 Suppl 2:E186-7. doi: 10.1055/s-0029-1214633. Epub 2009 Jul 27.

84. Massoumi H, Kiyici N, Hertan H. Fuga de bílis após colecistectomia laparoscópica. J Clin Gastroenterol. 2007 Mar;41(3):301-305.

85. Blinman T. As incisões não são simplesmente uma soma. Surg Endosc. 2010 Jul;24(7):1746-51. doi: 10.1007/s00464-009-0854-z. Epub 2010 Jan 7.

86. Trastulli S, Cirocchi R, Desiderio J, Guarino S, Santoro A, Parisi A, Noya G, Boselli C. Revisão sistemática e meta-análise de ensaios clínicos randomizados comparando colecistectomia de incisão única versus colecistectomia laparoscópica convencional. Br J Surg. 2012 Nov 12. doi: 10.1002/bjs.8937. Epub 2012 Nov12.

87. Abdel Azeez T, Mahran KM. Colecistectomia laparoscópica transumbilical: rumo a uma cirurgia abdominal sem cicatrizes. Hepatogastroenterology. 2011; Mar-Abr;58(106):298-300.

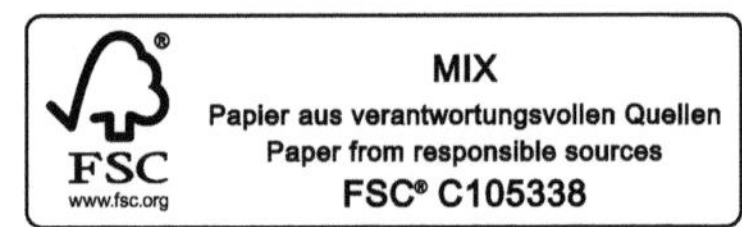

Printed by Books on Demand GmbH, Norderstedt / Germany